臨床研究立ち上げから英語論文発表まで最速最短で行うための極意

すべての臨床医に捧ぐ超現場重視型の臨床研究指南書

著 原 正彦
日本臨床研究学会 代表理事

Kinpodo

緒言

　先生、はじめまして。著者の原　正彦と申します。

　本書を手に取っていただいているということは、臨床研究や英語での論文発表に興味があるということだと思います。

　先生のお考えの通り、優れた臨床医としてキャリアを形成していく中で、臨床研究や英語論文の執筆は欠かせないステップと言っても過言ではありません。なぜなら、臨床研究を行うことで論理的な思考能力や自分の行った治療の有効性に関する客観的な評価能力が養われるからです。

　「臨床研究の立ち上げや英語論文の執筆など自分には敷居が高すぎて無理だ」と思っている方が多いかもしません。しかしご安心ください。誰でもコツさえおさえれば、多忙な臨床業務に従事しながらでも臨床研究と英語論文執筆をバリバリこなすことが可能です。

　私が主宰する日本臨床研究学会で支援している先生方も、超現場型の非常に忙しい臨床医の方ばかりですが、研究デザインからデータの収集・解析、英語論文執筆まで、完全にゼロの状態から研究を立ち上げて次々に論文を発表しています。

　本書では、超現場重視型の臨床研究を進める上で必須の考え方やマインドセットから始まり、論文を書きアクセプトされるために必要な知識・ノウハウまで、余すところなく説明を行っています。

まずは目次をご覧ください。先生の知りたかったことがすべて書かれているのではないでしょうか。

本書で説明していく「極意」を実践できれば、誰でも**最速最短で臨床研究の立ち上げから英語論文発表までを行う**ことができるようになると確信しています。今、暗闇の中でもがき苦しんでいる臨床医の道標になるはずです。

本書内でも繰り返し述べていますが、できない理由や、やらない理由を探すことばかり考えて一歩を踏み出さずにくすぶっているようでは、いつまでたっても臨床医として次のステージには上がれません。

皆さんが行う臨床研究によって今日救えない患者さんを明日救えるようになるかもしれませんよ。

世界を舞台に自分の可能性に挑戦してみませんか？
本書を読んで、そのための一歩をぜひ踏み出してください！

2017 年 11 月 11 日
日本臨床研究学会　代表理事
原　正彦

目次

第1講　最速最短の極意①
臨床研究を行う理由、
英語論文で発表する理由 1

- *1.1* 自己紹介 2
- *1.2* 守破離（しゅはり）の破を目指す 3
- *1.3* 日本の現状と課題
  アカデミックヒエラルキーと出る杭が打たれる慣習 5
- *1.4* 臨床医のキャリア形成
  座学で終わらない、エビデンスを理解するために 7

第2講　最速最短の極意②
臨床研究に必要なマインドセット 9

- *2.1* 多くの人は思考停止している
  サーカスの象が逃げない理由 10
- *2.2* 行動力の必要性
  減点マインドから加点マインドへ 12
- *2.3* 自己投資の必要性 13
- *2.4* 謙虚さと思慮深さの必要性 14
- *2.5* 一人でやりぬく覚悟を持つ
  目標を宣言する 16
- *2.6* 能動的に情報収集する能力を獲得する 17

第3講　最速最短の極意③
メンターを見つける 19

- *3.1* On the Job Trainingが理想的 20
- *3.2* 適切なメンターとは
  教育者に共通のマインドを知る 21
- *3.3* メンターと上手く付き合うために 24

第4講 最速最短の極意④ 研究課題を設定する ……… 27

- *4.1* 研究課題を書き出す ……… 28
- *4.2* 研究課題は自分が興味のある分野に絞る
  ガラパゴス日本 ……… 30
- *4.3* 3つ種を蒔いて1つ収穫するイメージ ……… 32

第5講 最速最短の極意⑤ 研究をデザインする ……… 35

- *5.1* PICO/PECOを意識する ……… 36
- *5.2* FINERを知る
  大事なのはFとR ……… 37
- *5.3* おススメは2群比較の後ろ向き観察研究
  30例が目安 ……… 41
- *5.4* アウトカムの設定に際して気を付けるべき事項 ……… 44
- *5.5* エビデンスピラミッドを理解した上で
  RCT至上主義から脱却する ……… 46
- *5.6* 倫理審査を通す ……… 48
- *5.7* BLUE OCEANで世界を狙う ……… 52

第6講 最速最短の極意⑥ 統計の知識を手に入れる ……… 55

- *6.1* 医学統計が一番のネックと思い込んでいる人が
  多すぎる（これは間違い） ……… 56
- *6.2* 医学統計あるある落とし穴①
  理論を学ぶ vs やり方を学ぶ ……… 58
- *6.3* 医学統計あるある落とし穴②
  正しいやり方 vs 相手を説得する手段 ……… 59
- *6.4* 無料の統計ソフトで十分
  RやEZRについて ……… 62
- *6.5* 傾向スコアマッチングを知る ……… 64
- *6.6* 統計家と知り合うには ……… 66

第7講 最速最短の極意⑦
データを集めて評価する ... 69

- *7.1* データを集める ... 70
- *7.2* データをクリーニングする ... 75
- *7.3* 解析と解釈
  自分だけが視える世界がある ... 78
- *7.4* 有意差が出なかったときこそチャンス
  素直にデータを解釈する ... 81
- *7.5* リテラシーを身に付ける
  剽窃(ひょうせつ)と捏造(ねつぞう)問題 ... 83

第8講 最速最短の極意⑧
抵抗勢力と共著問題をクリアーする ... 87

- *8.1* 抵抗勢力の存在を知ること
  あなたが論文を書くと困る人がいるんです ... 88
- *8.2* 上司の壁
  ポジショントークの存在を意識する ... 90
- *8.3* 共著問題をクリアーする ... 94
- *8.4* 間接部門の壁 ... 97

第9講 最速最短の極意⑨
学会で発表する意義 ... 101

- *9.1* 学会発表を行うメリット ... 102
- *9.2* 学会発表を上手く行うコツ ... 104
- *9.3* 学会発表で生じるデメリット ... 106
- *9.4* 学会発表と論文は月とスッポン
  Publish or Perish ... 108

Column

アイデアに価値はない	34
スマホネイティブ	68
最速最短で本ができたという話	110
音楽業界が面白い	191

第10講 最速最短の極意⑩ 英語能力を手に入れる ... 111

- 10.1 英語力はどこまで必要か? ... 112
- 10.2 日本人が英語を苦手とする理由
  英語と日本語の違いを意識せよ ... 114
- 10.3 リーディングとライティング
  語順を意識する ... 116
- 10.4 リスニングとスピーキング
  リズムと抑揚を意識する ... 118
- 10.5 効率的な訓練方法 ... 119
- 10.6 英語学習は何歳まで可能か? ... 120

第11講 最速最短の極意⑪ 論文を作成する ... 123

- 11.1 論文作成総論
  ストーリー性を意識する ... 124
- 11.2 Introductionが9割
  エビデンスのパズルのピースを意識する ... 127
- 11.3 Methods and Results ... 131
- 11.4 Discussion and Conclusion ... 134
- 11.5 いつ書くか?
  隙間時間派 vs 時間固定派 ... 139

第12講 最速最短の極意⑫ 論文を投稿する ... 141

- 12.1 投稿前にすること ... 142
- 12.2 投稿先を決める ... 143
- 12.3 論文を投稿する ... 145
- 12.4 投稿その後
  Rejectされても心を折られないように ... 150
- 12.5 アカデミックシンジケートの存在を知る
  Editorial Board Memberと仲良くなれ ... 153
- 12.6 結果がなかなか帰ってこない場合 ... 156

目次

第13講 最速最短の極意⑬ Reviseを行う ……… 159

- **13.1 Reviseがラスボス**
  投稿は実はまだ折り返し地点 ……… 160
- **13.2 Revise総論**
  相手に認めさせるテクニック ……… 162
- **13.3 Revise各論**
  返答難易度別攻略法 ……… 164
- **13.4 論文を再投稿する** ……… 168
- **13.5 Accept その後**
  こんな嬉しいこともありますよ！ ……… 171

第14講 最速最短の極意⑭ 免許皆伝・これからの未来 ……… 175

- **14.1 日本臨床研究学会について** ……… 176
- **14.2 査読をする立場になる**
  間違った批判的吟味をしない ……… 178
- **14.3 企業の寄付金は悪か？**
  現実論 vs 理想論の狭間で ……… 180
- **14.4 日本初の医師を被験者とした薬剤のRCT**
  Hungovercome試験 ……… 184
- **14.5 産学連携に関わる意味**
  アイデアは現場に届けてなんぼ ……… 187
- **14.6 著者による臨床研究支援サイト一覧** ……… 189

- **あとがき**
  Take Home Message ……… 192
- **索引** ……… 195
- **著者プロフィール** ……… 199

［イラスト］otanuki

第1講 最速最短の極意① 臨床研究を行う理由、英語論文で発表する理由

本講の内容
1. 自己紹介
2. 守破離（しゅはり）の破を目指す
3. 日本の現状と課題
   アカデミックヒエラルキーと出る杭が打たれる慣習
4. 臨床医のキャリア形成
   座学で終わらない、エビデンスを理解するために

1.1 自己紹介

先生、改めまして。このたびは**『臨床研究立ち上げから英語論文発表まで最速最短で行うための極意』**をご購入いただきありがとうございました。まず最初に少し自己紹介をさせていただきます。

私は2005年に島根大学を卒業した後、初期研修を神戸赤十字病院で2年間、後期研修を大阪労災病院で3年間、大阪大学医学部附属病院循環器内科で1年間行いました。その後大阪大学大学院で学位を取得し、大阪大学医学部附属病院の未来医療開発部を経て、日本臨床研究学会という社団法人を立ち上げました。現在その学会において「現場の臨床医のアイデアを臨床研究という形で世界に向けて発表し、世の中の医療をよくしていくこと」のお手伝いをさせていただいております。

私自身は後期研修医時代から現場重視型の臨床研究が大好きで、日々の臨床で役立つアイデアを考える過程や、そのアイデアを元に患者さんによい治療を提供できたと実感できる過程を大変面白く思い、すっかり臨床研究の世界にハマってしまいました。

私の主義として、一貫して「**日本の臨床データで世界で勝負する**」というスローガンを掲げています。この点を評価いただき、最近では様々な方から研究支援依頼をいただくことが増えてきました。臨床研究のサポート活動は本書執筆時点でかれこれ5年目に入ります。

本書の内容ですが、これから全14回の講義を通して**『臨床研究立ち上げから英語論文発表まで最速最短で行うための極意』**を学んでいただくことになります。「自分にもできるのだろうか？」「本当に最速最短で？」と半信半疑とは思いますが、本書を読むことで今まで知ら

なかったまったく新しい世界が見えてくるはずです。

　臨床業務をこなしながらの勉強になると思いますし、本書の内容はとても濃密なので、すぐに自分のものにするのは大変かもしれません。しかし、臨床研究を行ったり英語論文を書いたりするにはそれなりの努力が必要なのです。

　私ができるのはあくまでもコツを伝えることだけです。やるかやらないか、できるかできないかは、先生次第です。しかしながら本書を活用することによって、臨床研究の実施と英語論文の発表が必ずできるようになると私は確信しています。ぜひ一緒に頑張っていきましょう。

極意 一の一
やるかやらないか、できるかできないかは、あなた次第。
そのことを肝に銘ずるべし！

1.2 守破離（しゅはり）の破を目指す

　前置きが長くなりましたが、早速第1回目の講義を始めます。臨床医がレベルアップしていく過程を表現する、非常に面白い言葉がありますので、まずはその言葉を紹介します。

守破離
　それは「**守破離（しゅはり）**」という言葉です。一般に、武術・芸術の世界でよく使われ、能力の段階を表します。

　「守」とは、基本となる型に従ってその分野を学ぶことを開始した程

度の人から、ある程度基本的なことができるようになった人までを指す言葉です。医師でいうと、ちょうど初期から後期研修医のレベルに該当すると考えています。この時期はとにかくガイドラインが一番大事で、「ガイドラインに書いていないことはしてはいけない」という認識がまだ大きいように思います。

次に、その基本の型を自分自身の特徴や自分の置かれた状況と照らし合わせて工夫を重ね応用していく段階となり、型を破るためこの段階を「破」と呼びます。ある程度臨床経験を積むことによって様々な疾患バリエーションに精通してくると、今度はガイドラインから少し外れて、より個々の患者さんに最適化された治療を提供できるようになりますよね。「破」は専門医のレベルに該当すると考えています。

最後は、既存の概念では説明がつかないような常識から離れたレベルの技術を有するレベルに到達します。守破離の「離」ですね。医師でいうと、その分野のエキスパートレベルの先生が該当します。

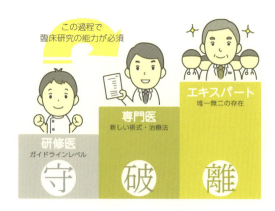

臨床医のレベルアップを守破離で考える

臨床研究を行う意義

そして、臨床で「破」のレベルに到達したときに「**自分の考えが正**

しいかどうかを検証する方法」が臨床研究なのです。臨床論文を発表するということは、その分野で新しい治療法や概念を作り出し、その効果を客観的に評価することができる能力を保有していることの証明となります。そしてそれを英語で行うことで世界基準での能力を証明できるのです。

そのため最近では、臨床研究に基づく英語での原著論文業績を専門医の取得条件として要する診療科も徐々に増えてきています。このようなことから、先生が「臨床医としてキャリアを形成していく上で臨床研究の知識と経験が必要になってくる」のです。

ガイドラインだけでは医学は発展しない

ガイドラインで提唱されている治療だけを行っていても医学はまったく発展しません。ガイドラインはどちらかというと医療レベルの底上げや標準化を目指すためのツールであり、ガイドラインを基準としてさらに効率的でよりよい治療を探索していく必要があるのではないかと考えています。

一の二
- ガイドラインを越えて「破」のレベルに到達したとき、自分の考えが正しいかどうかを検証する方法こそが臨床研究である
- 英語で論文を発表することで、世界基準で「破」のレベルにいることを証明できる

1.3 日本の現状と課題
アカデミックヒエラルキーと出る杭が打たれる慣習

先に述べたように、臨床研究の知識や経験が臨床医のキャリア形成に非常に重要になってくるのですが、それでは日本における臨床研究の現状はどうなっているのでしょうか？

第1講 最速最短の極意① 臨床研究を行う理由、英語論文で発表する理由

次の図は、クライベイト・アナリティクス InCites のデータに基づく、日本と、日本を除く先進国7か国（G7）における臨床論文数の年次推移です。

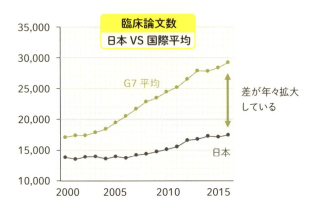

世界的に臨床論文数が増加しているというトレンドの中で、日本でもわずかですが論文数自体は増加していることが読み取れます。しかし、先進7か国平均の伸び率と比較すると、相対的に日本の臨床論文数の伸び率が衰退傾向にあることも併せて読み取れます。また、図中には示していませんが、中国をはじめとしたアジアの国々ではG7平均を上回る勢いで臨床論文数が増加しています。つまり現状は、「**日本が臨床研究分野の国際競争力を失いつつある**」ということです。日本の科学力の後退に関しては、2017年の3月と8月の2度にわたって Nature でも取り上げられ警告が発せられるほどになっています。

なぜ臨床論文数が伸び悩んでいるのか？

その大きな原因の一つとして、日本では臨床研究を教えることのできる指導者が圧倒的に足りていないことが考えられます。上司の適切な指導が得られず研究がお蔵入りしたという先生も多いのではないでしょうか。

また日本の医療界では、年功序列制度やアカデミックヒエラルキー、悪平等主義によって若手医師が能力を存分に開放できないという現象もよく見聞きします。出る杭は打たれるという慣習です（☞第8講で、このような抵抗勢力の乗り越え方について具体的にお話しします）。

一の三
日本では指導者が十分にいないため、臨床研究の競争力が低下している

1.4 臨床医のキャリア形成
座学で終わらない、エビデンスを理解するために

昨今 Evidence Based Medicine（EBM）という言葉が盛んに使われるようになってきました。臨床を行う上でエビデンスに基づき様々な判断をする必要性が声高に叫ばれています。そういった背景もあり、書店へ行くと「エビデンスとは何か」を解説する本をたくさん目にすることができます。

しかしながら、実際に臨床研究を行うことなしにエビデンスの本質を理解することはできないと私は考えています。

例えば、研修医は国家試験に合格する程度の医学的知識を有していますが、いざ現場に出てみると何もできないことに気づきます。私が胃癌の手術の教科書を読んで知識を得たとしても実際に手術を行うことは不可能です。なぜなら、臨床では知識と経験がリンクしてはじめて能力として身に付くからです。

エビデンスの本質を理解するために

私が支援している医師は臨床医の中でもモチベーションの高い優秀

な医師が多いのですが、エビデンスの本質を最初から理解していた人は一人もいませんでした。全員が、研究を行っていく過程で知識と経験をリンクさせながらエビデンスの本質を少しずつ理解していってくれます。

ここまできてはじめて、いわゆるエビデンスというものが非常に脆弱な土台の上に成り立っていることに気づきます。そしてエビデンスに対して"怖い"という感覚を持つことで臨床の奥深さを噛み締めることができ、臨床がより楽しくなったというような意見を非常に多くいただきます。

エビデンスの本質を知るには、どのようにそのエビデンスが作られているのかを知らなければいけません。そのために臨床研究を行う必要があるのです。

一の四
臨床研究を行ってはじめてエビデンスの本質を知ることができる

第1講のまとめ

★ やるかやらないか、できるかできないかは、あなた次第。
  そのことを肝に銘ずるべし！

★ ガイドラインを越えて「破」のレベルに到達したとき、
  自分の考えが正しいかどうかを検証する方法こそが臨床研究である

★ 英語で論文を発表することで、世界基準で「破」のレベルに
  いることを証明できる

★ 日本では指導者が十分にいないため、臨床研究の競争力が
  低下している

★ 臨床研究を行ってはじめてエビデンスの本質を知ることができる

第2講 最速最短の極意② 臨床研究に必要なマインドセット

本講の内容
1. 多くの人は思考停止している
   サーカスの象が逃げない理由
2. 行動力の必要性
   減点マインドから加点マインドへ
3. 自己投資の必要性
4. 謙虚さと思慮深さの必要性
5. 一人でやりぬく覚悟を持つ
   目標を宣言する
6. 能動的に情報収集する能力を獲得する

第2講 最速最短の極意② 臨床研究に必要なマインドセット

第1講では、臨床研究が先生のキャリア形成の中でどういう位置づけにあるのか、なぜ重要なのかということを説明しました。本講では、実際に臨床研究を最後までやりとげる上で非常に重要なマインドセットについてお話しします。やや抽象的な話が続きますがどうぞお付き合い下さい。

2.1 多くの人は思考停止している
サーカスの象が逃げない理由

まずは「自分の頭で考えることの重要性」についてお話しします。

日本の学校教育では、小・中・高・大学を通して、教師が生徒に教えるという受動的な学習方法がとられることが多いです。そこでは教師の教える内容に対して疑いを持つという機会はあまりありません。言われたことを素直に聞くことが高評価につながる世界だったわけです。

しかし臨床研究の種は、教科書に書いていることに疑問を持つことから始まります。したがって、とにかく自分の頭で考えていくという姿勢が必要になってきます。自分自身で考えずに、言われたことだけをやっているような**思考停止状態からの脱却**が必要なのです。

サーカスの象はなぜ逃げ出さない？
ここで少し面白いお話をしましょう。次の図を見て下さい。

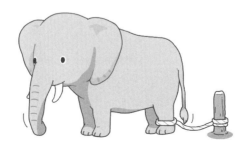

皆さんはサーカスの象がロープで杭につながれている状態で逃げ出さない理由をご存知ですか？　巨大な象の力を使えば、ロープを引きちぎることも、杭を抜いて逃げ出すことも簡単なはずです。しかし象は逃げ出しません。

その理由は単純です。象自身ができないと思い込んでいるからです。サーカスの象は小さな頃から杭とロープにつながれて生きてきました。体が小さかった頃はもちろんロープを引きちぎる力も、杭を引き抜く力もまだありませんでした。そこで「できない」と思い込んでしまい、体が大きくなってからもずっとそう思い込んでいる、ということです。

思考停止状態に陥っていないか？
　臨床研究の話に戻します。多くの医師は非常に真面目で、言われたことに素直に従いすぎです。上司から「臨床研究はまだ早い」と言われたり、「医局のルールだから先輩の研究が終わるまでお前は研究をしてはいけない」と言われたりします。現在皆さんがそういう状況にあるならば、一度立ち止まって自分の頭で本当にそれでいいのかを考えてみて下さい。言われたことを素直に聞くだけの思考停止状態からの脱却が必要です。

極意 二の一
人に言われたことを聞くだけの思考停止状態から脱却し、
自分の頭で考えよう

2.2 行動力の必要性
減点マインドから加点マインドへ

　もはや説明の必要すらありませんが、臨床研究を行うには「行動力」が求められます。倫理審査委員会へ提出する書類の作成から始まり、患者さんからの同意取得、データ入力、解析、執筆など、とにかく行動を起こさなければプロジェクトが前に進みません。

　ここで改めて「行動する」ということの大切さを認識して下さい。とはいえ、そう言われてすぐに行動できるような人ばかりでないことも理解しています。行動力を身に付けるには、減点マインドを加点マインドに切り替える必要があります。

減点マインドと加点マインド
　減点マインドとは「**何かをやった際に失敗するたびに点数をマイナス**」にしていくマインドセットのことです。一方で**加点マインド**とは「**何かに挑戦するたびに得られたものを自分にプラス**」していくマインドセットになります。

　例えば、日本臨床研究学会が支援する臨床研究のほとんどは、まったく面識のない状態で私に送られてくるダイレクトメッセージがきっかけになっています。減点マインドを持つ医師であれば「いきなり知らない人にメールを送って返事がなかったらどうしよう。断られたらどうしよう」という、失敗したときのマイナスイメージが先行するため実際にダイレクトメッセージを送ることができません。一方で、加点マインドを持つ医師であれば「そもそも面識がない人にメッセージをするのだから返事がなくてあたりまえ。返事がきたらラッキー」というような考え方になります。返事がなくてもマイナスでなくて、ゼロがゼロのまま、というイメージです。返事がきたらプラスです。

もちろん、私もすべてのメッセージに返事をしているわけではありません。メッセージの内容から、思慮深さや謙虚さ、相手を思いやる気持ち、臨床医としての実力やモチベーションの高さをよくよく吟味し、見込みのあるメッセージにのみ私は返事をしています。

行動を起こさないと可能性はゼロのまま

しかしこの場合、メッセージを送らない限り支援の可能性はゼロのままです。研究ができないと嘆いている人の大多数は、実ははじめから何も行動を起こしていない人ばかりです。行動さえ起こしてしまえばたとえ失敗しても次の成功につながる教訓を得ることができます。失敗してもまたチャレンジすればよいだけなのです。

極意 二の二
減点マインドから、加点マインドに頭を切り替えよう

2.3 自己投資の必要性

自己投資とは、**自分の成長のために「時間とお金」を投資する**ことです。臨床研究や英語論文作成を行う上で必要なモノ・コトに自己投資をしない人、できない人が意外に多く見られます。特に忙しい臨床医にとって時間はお金よりも大切です。効率的な学習のための金銭的自己投資は積極的に行うべきです。

例えば、学会へ参加するためには時間とお金がかかります。しかし参加することで、自身の研究分野における最新の知見が得られたり、先生の研究に関する意見交換を行ったりすることができます。

また、最新情報へのアクセス環境に対する自己投資も重要です。例

えば、私は UpToDate と呼ばれる電子版の医学書みたいなものを使用しています。この UpToDate の購読には学生や研修医（trainee）で年間約 200 ドル、通常の医師ですと年間約 500 ドル必要ですが、得られる情報の量・鮮度を考えると高額とは私は思いません。

　文献を入手できる環境作りも大切です。ある程度の規模の病院や大学になると、比較的多くの文献に無料でアクセスできる環境が提供されています。したがって、大学の客員研究員や社会人大学院生等の肩書を手に入れると、施設外部から文献データベースへアクセスできることがあります。職位取得には煩雑な事務手続きが必要になりますが、これは研究環境を整えるための時間の自己投資に該当します（最近は ResearchGate と呼ばれるアカデミック SNS で文献を無料で入手できるようになってきましたが）。

　もちろん、投資に見合ったリターンが得られるのかは考える必要がありますが、自己投資の出し惜しみをして機会損失しないようにして下さい。

極意　二の三
積極的に自己投資をしよう

2.4 謙虚さと思慮深さの必要性

　「謙虚さ」「思慮深さ」と唐突に言われると、「臨床研究とどう関係あるの？」と不思議に思われるかもしれません。

謙虚さがあれば挫折感と無力感を味わうことはない
　臨床研究の支援をしていてよく言われるのですが、臨床研究を進め

ていく中で様々な壁にぶつかり、学んでいく中でほとんどの医師が「まるで研修医時代に戻ったかのような挫折感と無力感に襲われる」という気持ちになるようです。例えばエビデンスの読み解き方一つとっても非常に基本的な解釈すらできていなかったということに気付くようです。

私の支援する医師で最も多い年齢層は卒後10〜15年目前後で、この年齢だと海外での発表程度であれば何度も経験していて、それなりに自分に自信を持っています。そのため「臨床研究も上手くいくはずだ」と自信を持って始めたものの、様々な壁にぶつかり、上記のような発言をするのでしょう。

しかし、臨床研究をやってみて、挫折感や無力感を感じることは決して恥ずべきことではありません。臨床で他診療科の専門医に相談するのと同じように、臨床研究を行う上でも専門家のサポートがあるに越したことはありません。餅は餅屋と割り切って、きちんとわからないことは専門家に聞く、臨床研究領域における**自分の無知を認めることができるだけの謙虚さ**があればこのような悩みすら抱える必要はありません。

相手に動いてもらうための思慮深さを身に付けよう

また、臨床研究を行う上では相手を思いやる思慮深さも必要になります。例えば、論文の指導を上司に依頼したとき、何か月も放置されたとしても、その上司にはそうしてしまうだけの理由があることを知っておかなければなりません。自分の立場で考えてみて下さい。ある日突然、臨床業務で忙しい中で自分でも経験したことのない臨床研究の指導を行うように言われても、それは難しいことですよね。上司も同じような苦悩を抱いているかもしれません。

臨床研究を行う上で、他者が研究の進捗を止めてしまうような律速

段階になってしまう場面がこれから必ず訪れます。そのようなときに、**どうやったら相手が動いてくれるのかを考え工夫できるだけの思慮深さを持つ**ように意識して下さい。この能力は論文投稿に際する査読者とのやり取り（☞ 13 講、162 頁）でも非常に重要になってくるマインドセットです。

二の四
わからないことを認める謙虚さ、相手に協力してもらえるだけの思慮深さが必要である

2.5 一人でやりぬく覚悟を持つ
目標を宣言する

　臨床研究を行うには多くの人の助けが必要となります。しかし、「自分一人でもこの研究を完結させる」という意気込みを持ってこそ、サポートしてくれる人が初めて現れます。

　しばしば「周りの人が協力してくれないので研究が進まないのです」という悩みを聞くことがあります。しかし、このように他力本願では基本的に臨床研究は前に進みません。「協力してくれればラッキーで、誰も協力してくれなければ全部自分でやる」というくらいの気持ちがなければ、多忙を極める日本の臨床現場で、研究を前に進めることはなかなかできないでしょう。

　したがって、臨床研究を行う心持ちとして「**一人でもやりぬく！**」という覚悟を持って下さい。やらない・やれない理由を探すのは簡単ですが、手持ちの武器でどうやってやるかを考えるのが臨床医の仕事です。何か壁にぶつかったら、そのときに、その問題をどうやってクリアーするのかを考えればよいのです。

一人でやりぬく覚悟を示す方法として、自分の目標を誰かの前で宣言するのは非常に効果的です。ぜひ試してみて下さい。

極意 二の五
「自分一人でやりぬく！」という覚悟を持たねば研究は進まない

2.6 能動的に情報収集する能力を獲得する

皆さん、知らない言葉があったとき日頃からすぐに検索する癖は付いていますか？ インターネットなどを使って能動的に情報を収集する能力というのは臨床研究を行う上でも非常に重要です。

検索能力は必須

ネットの世界では「ググレカス」という言葉が存在します。これは「Google（グーグル）で検索しろ、バカヤロー」というのを短くして汚い言葉にした表現ですね（笑）。アメリカでは「Ask Google」等と表現されます。

現代では、インターネットで検索すれば答えが出てこない疑問はほとんどないと言ってよいでしょう。検索結果が正しいかどうかを見極める能力も含め、検索スキルさえあればどのような問いに対しても何らかの答えを見つけることが可能です。検索方法には色々な工夫があるので、日頃から検索癖を付けておき、臨床研究でわからないことが出てきたら答えをすぐに見つけられるよう、検索能力を身に付けて下さい。

SNSで鮮度の高い情報を得る

また、最近はSNSを利用した情報共有グループが非常に多く存在します。特に医療関係者はFacebookの使用率が非常に高く、タイムリーな情報を効率的に得るためにはFacebookのアカウントを持つことは必須でしょう。

私の支援依頼者の中には「Facebookはリスクがあるから使わない派です」とコメントする人もいますが、臨床でリスクベネフィットを考慮して薬を使うのと同じように、SNSもリスクベネフィットを自分で調べ考えた上で使用を検討してみて下さい。能動的に情報収集する能力があれば、リスクを最小化する方法をすぐに見つけることが可能ですし、そもそも自分の危惧していた問題が実は存在すらしなかったと判明する、そんなこともあります。

二の六
能動的に情報を収集する能力が必要である

❗ 第2講のまとめ

- ★ 人に言われたことを聞くだけの思考停止状態から脱却し、自分の頭で考えよう
- ★ 減点マインドから、加点マインドに頭を切り替えよう
- ★ 積極的に自己投資をしよう
- ★ わからないことを認める謙虚さ、相手に協力してもらえるだけの思慮深さが必要である
- ★ 「自分一人でやりぬく！」という覚悟を持たねば研究は進まない
- ★ 能動的に情報を収集する能力が必要である

第3講 最速最短の極意③ メンターを見つける

本講の内容

1. On the Job Trainingが理想的
2. 適切なメンターとは
   教育者に共通のマインドを知る
3. メンターと上手く付き合うために

第3講　最速最短の極意③　メンターを見つける

第2講では、「自分でやりぬく覚悟を持て！」と述べましたが、臨床研究立ち上げから英語論文発表まで「最速最短」で行うためには、よい指導を受けることも重要です。

そこで、本講ではメンターの重要性について説明します。**メンターとは、自分を成長させてくれるよき助言者、指導者のことです**。

3.1　On the Job Trainingが理想的

　臨床研究のノウハウを身に付ける上で、やはりOn the Job Trainingが最も時間効率のよい方法です。臨床研究も臨床と同じように、教科書を読んだだけで上手く実践していくのは、なかなか困難です。

メンターの一言で解決することがある

　もちろん、本書では臨床研究の各ステップにおいて皆さんが陥りやすい罠やその回避・解決方法に関してできるだけ具体的に記載するように心がけています。しかし、それでもやはり、研究の個別具体案に沿った形の助言に敵うものではないと思います。どれだけ悩んでもまったく解決しなかったことが、メンターの一言で一瞬で解決するということもよく経験します。

　したがって、可能な限りOn the Job Trainingでの指導をしてくれるメンターを見つける努力をして下さい。

三の一
On the Job Trainingを受けられれば理想的

3.2 適切なメンターとは
教育者に共通のマインドを知る

　それでは、どのような人にメンターになってもらえばよいのでしょうか？　具体的にメンターを選ぶ際の基準をお話しします。

原著論文を発表しているか？
　まず、客観的な指標として、**最低でも年間3編の臨床研究に基づく原著論文を書いている**人がメンターとして望ましいでしょう。メタ解析論文や、Case Report、Letter は数には含みません。あくまでも臨床研究に基づく原著論文数です。

　今、世界的に臨床研究論文数が大きく伸びていますが、それに伴い臨床研究の分野におけるトレンドもどんどん変化してきています。数年前の知識ではもう太刀打ちできない、ということもあります。とにかく、コンスタントにアウトプットを出し続けているメンターを見つけましょう。繰り返しになりますが、最低でも年間3編は原著論文を発表しているメンターが理想的です。私の印象では、年間3編以上という線を越えると確実にレベルが一段上がっています。例えば、先生が何かの病気になった際に、治療経験が豊富な医師に診察や治療を任せたいですよね。臨床研究も経験数が物を言う世界です。

　具体的な論文数の調査方法ですが、メンター候補の名前を PubMed で検索したり、メンター候補の所属施設のホームページで実績を確認するなどすれば、この基準を満たすかどうかはすぐに判断できます。

　このような視点でスクリーニングをかけると、書店でよく目にするエビデンス本の著者、いわゆるエビデンスの大家と呼ばれる人の中にも、実は自分でまったく臨床研究をしていない人がいるということが簡単にわかります。座学で学んだ知識を、さも知ったかぶりをして語

っているだけの方々ですので、そのような人には騙されないようにしましょう（笑）。

教育者マインドを持っているか？
　次に、やや主観的な指標になりますが、メンターとして望ましい教育者独特のマインドセットを持っている人物の見分け方についてお話しします。これはあくまでも私の個人的見解ですが、素晴らしい教育者は基本的に**部下に権限を与える（自由にさせる）懐の深さ**を持っています。さらに、基本的姿勢として「ギブアンドテイク」ではなく、「ギブアンドギブ」という**与え続けること自体に喜びを感じる人**が多いように思います。「部下は放し飼いですね（笑）」とか、「自分はお節介なだけですよ」といった発言をされていることが多いのですが、このような姿勢を持ったメンターを見つけることが重要だと考えています。

　逆にメンター向けでない上司は、やる気をそぎ落とすような発言をよくします。例えば、「二兎を追うもの一兎も得ず」と言って批判してくる指導医がいます。そういう人はたいてい一兎を追って一兎も得られていないような人です。自分ができないことを人にやられると悔しいのでこういう発言につながるのだと思います。

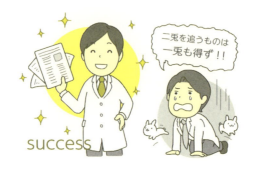

「二兎を追うもの一兎も得ず」と言う人は一兎も得ていない場合が多い

よい指導者は、やってみることで様々な経験が得られることを自分の経験で身をもって理解しているので「何事もとりあえずやってみることが大切です」などと後押ししてくれる人が多いように思います。

また、よい教育者のほとんどは、よくそこまでできるなと思うほどに**マルチタスク**です。臨床研究の世界でも、アウトプットを出す人は決まって複数のプロジェクトを同時並行で進めて多くの業績を積み上げますし、そうでない人はいつまで経っても一つのアウトプットも出せないことが多いようです。

こういう発言を聞くと、自分が今まで真面目にやってきたことを否定されたように感じて反感を覚える方もいるかもしれませんが、今、現実にはどの分野でもこのような二極化が進んでいます。不貞腐れていてもどんどん実力が離されるだけですので、まずは現実を客観的に分析するのがよいように思います。

自分との相性はどうか？

そして最後にもう一点あります。メンターがいくら優秀であっても、自分と相性の合う相手を選ぶべきです。相性が合わない人と無理に付き合うと精神的に消耗しますので（笑）。

極意 三の二
よいメンターの条件
① 年間3編以上の臨床研究原著論文をコンスタントに出し続けている
② 教育者マインドを持っている
③ 相性が合う

3.3 メンターと上手く付き合うために

　メンター候補が見つかったら、今度はメンターに指導依頼を行いましょう。ダメ元と思っていても、相手が思わず「OK」と言ってしまうよう、依頼方法を工夫しましょう。また運よく受けてもらえた後も、メンターと上手く付き合うために相手の立場に立った配慮を色々と行うように心がけましょう。第2講での**加点マインド**による行動力と、**謙虚さ**と**思慮深さ**がここで生きてくるのです。

　例として、私が指導を依頼したときどうしていたかをお話しします。後期研修先病院の部長がよいメンターの1人だったのですが、相談があっても部長が疲れていそうな日や時間帯は避けるようにしていました。事前に部長のスケジュールを秘書に確認したりしていたのです。また、人間というのは大きな仕事の前はそのこと以外に頭を使いたくないので、難しい治療が翌日に控えているときなどは、新しい依頼を持ち込まないようにしていました。

　また、相談する際には、自分が疑問に思っていることを簡潔に説明できるように熟考してから部長の所へ行くようにしていました。参考資料もきちんと揃えていつでも参照できるように準備をしてから会いに行っていました。すなわち、できるだけ部長の時間を奪わないよう、負担にならないように配慮していました。

　本書で何度も指摘していますが、忙しい臨床医にとって時間は最も貴重な資源です。メンターの時間をむやみやたらに浪費しないためにも、自分自身だけでなくメンターの時間効率も最大化するような配慮が必要です。メンターが行う雑務をこちらで肩代わりする代わりに空いた時間で指導してもらうという方法も非常に有効です。

大学や教育病院の役割として「臨床、教育、研究が三本柱である」という建前はありますが、そもそも教育なんてやってもやらなくても多くの上司にとっては特に何の不利益もないのです。そのような中で、時間を割いてきちんと教育してくれるようなメンターの存在は非常に貴重です。最大限の敬意を持って接するようにしましょう。

極意 三の三
メンターには最大限の敬意をもって接する

第3講のまとめ

- ★ On the Job Training を受けられれば理想的
- ★ よいメンターの条件
  ①年間3編以上の臨床研究原著論文をコンスタントに出し続けている
  ②教育者マインドを持っている
  ③相性が合う
- ★ メンターには最大限の敬意を持って接する

第4講からは、本格的に臨床研究の実施、英語論文作成・発表について説明していきます。ここで、全体の流れをおさえておきましょう。

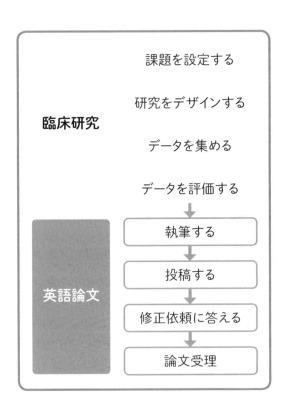

第4講 最速最短の極意④ 研究課題を設定する

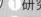

本講の内容
1. 研究課題を書き出す
2. 研究課題は自分が興味のある分野に絞る
   ガラパゴス日本
3. 3つ種を蒔いて1つ収穫するイメージ

第4講　最速最短の極意④　研究課題を設定する

本講からは、より具体的な臨床研究の方法論について説明していきます。まずは、研究課題の設定についてお話しします。

研究課題を書き出す

　研究課題、これは臨床上生じた疑問と言い換えてもいいと思います。**クリニカルクエッション（Clinical question）** とか、**リサーチクエッション（Research question）** などとも呼ばれます。「エビデンスではこうだけど、少し違うのではないか」「もっとこうしたら治療が上手く行くのではないか」など、そういった日々の臨床現場で感じていることです。「これって本当かな？」と思っていることでもいいです。そういう疑問をデータによって検証する作業が臨床研究になります。

臨床の疑問をリストアップしていく
　普段から考えながら臨床を行っていれば、そういった疑問を必ず複数持っているのではないでしょうか。まずはそれを書き出してみて下さい。数は多ければ多い方がよいです。

　このとき「これは面白くないだろう」「既にエビデンスがあるから」など色々考えるかもしれませんが、最初はそういうことは一切無視して、とにかくできるだけ多く自分が臨床で感じている疑問を書き出して下さい。だいたい10個ぐらいはすぐに書けると思います。

　万が一そういうことが全然思い浮かばないというのであれば、それは圧倒的に臨床の経験が足りないということです。臨床研究をやるには臨床経験が未熟すぎるステージにいると考えられます。守破離の「守」の段階ですね。その場合は臨床経験をもう少ししっかりと積みましょう。

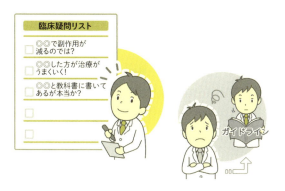

研究課題をどう見つけるか？

　とはいえ「どうしても臨床研究をしたい、研究課題を立てたい、だけど疑問が浮かばない」という人には、以下の方法もあります。

ガイドラインを参考にする

　1つ目は、興味のある疾患のガイドラインを参考にする方法です。ガイドラインには、どの領域でエビデンスがあって、どの領域にエビデンスがないのか明記されていることが多いです。エビデンスレベルクラス3などといった形で記載されていますよね。そこで、まだエビデンスが明らかでない領域をターゲットにすれば研究をする意義が出てくると思います。

論文を参考にする

　2つ目は、いわゆるスタンダードな治療法の根拠となる論文を参考にする方法になります。その論文でカバーしきれていない範囲をターゲットとすれば、そのデータを集めることに非常に意味が出てくるわけです。その研究論文のエントリー段階で除外されているような高齢患者や、合併症のある患者群をターゲットにするということです。

　皆さんもよく経験すると思いますが、実臨床では他に打つ手がなけ

れば、ガイドラインにおける適応を無視した治療を行うこともありますよね。そういう患者さんのデータも、医学の進歩に貢献するような意義深い結果が得られることが多いと思います。皆さんの行う臨床研究によって、今まで救えないと思われていた患者さんにも治療適応が拡大して助かるようになるかもしれませんよね。

四の一
研究課題は、日々の臨床現場で感じている疑問がよい

4.2 研究課題は自分が興味のある分野に絞る
ガラパゴス日本

リストからどれを選ぶ？

　研究課題のリスト化ができたら、次は自分の興味の強い順にそのリストを並べ替えてみて下さい。そして、そのリストの最上位を研究課題として設定すればよいでしょう。

　研究課題は、自分が日常診療で感じていることをそのまま課題にすることが一番やる気も維持されますし、面白く研究を進めることができると思います。

　大学等の教育機関では、課題を上司から与えられることがあります。しかし他人から与えられた課題ではなかなか上手くいかないことも多いように思います。というのは、最後までやりぬくだけの覚悟がなかなか持てず、他人任せになってしまうからです。たとえ研究の取り掛かりが上司からの提案だったとしても、やっていく中で必ず自分の思いが出てくると思いますから、最終的に自分の興味のある方向性に舵を少し切り直して課題を修正しながら進むのがよいと思います。

自分の選んだ課題に自信を持とう

また、自分で設定した研究課題に自信が持てないと心配される先生も非常に多いのですが、そのような場合であってもぜひ自信を持って下さい。自分の頭で考えて臨床に取り組んでいる先生のアイデアや課題は大変素晴らしいものばかりです。素朴な疑問ほど、実はかなり重要な結果につながったりします。皆が当たり前と思ってスルーしていることほど実は狙い目であったりするのです。

というのも、実は日本は言語の壁があるために様々な分野で独自の発展を遂げており、日本では当たり前と思っていることが世界視点で見るととんでもなく斬新な知見となり得ることがあるからです。いわゆる「**ガラパゴス**」状態です。

ガラパゴスは強みである

例えば、携帯電話は日本独自の発展をしたため「ガラパゴス携帯」、略してガラケーなどと呼ばれています。ガラケーで使われるようになった絵文字は日本発で世界に広がった文化であり、今ではフランスのルーブル美術館やニューヨークの近代美術館で展示が行われるほどに評価されています。また、日本では決済機能付きのガラケーは昔からあったわけですが、iPhoneが電子決済のFeliCa対応となったのはようやくiPhone 7になってからです。

つまり日本では、医療を含め非常に多くのことが独自の進化を遂げており、見せ方や伝え方を少し工夫すれば、世界から注目されるようなダイヤモンドの原石ともいえる知見が山ほど眠っているということです。

余談ですが、実は私はこのように「日本で当たり前とされているが海外の視点では当たり前ではない」という事象を見つけるのが非常に得意です。これが大量のアウトプットを継続的に出し続けるための強

力なコツの一つになっています。相手の土俵で戦わず、自分が勝てる戦いに持ち込んでいるというイメージです。

そのエビデンスが日本にあるか？
　また、エビデンスの考え方に関しては後述しますが、突き詰めればたいていのことは日本ではエビデンスがありません。海外で言われていることが日本人でも当てはまるか、それを確認するだけでも医学的には非常に意味のあることなのです。

　したがって、先生が自分で設定した研究課題に先生が臨床をやっていて感じている素直な疑問が反映されているのであれば、おそらくその課題には大きな価値が眠っています。自信を持って研究を前に進めましょう。

極意　四の二
日本では当たり前と思っていることでも世界視点で見ると斬新なことがある。自分の研究課題に自信を持ちましょう

4.3　3つ種を蒔いて1つ収穫するイメージ

　研究課題のリスト化と興味の大きさによる優先順位付けが終わったら、いよいよ試験デザインを考える段階に入りますが、その前に一点お話ししたいことがあります。

臨床研究は農作物の収穫に似ている
　次頁の図のように、臨床研究は畑に種を蒔いて、それを育てて収穫する作業に似ています。臨床経験を積むことは畑を耕す作業と似ています。研究課題を設定するのが種蒔きですね。そして論文として晴れ

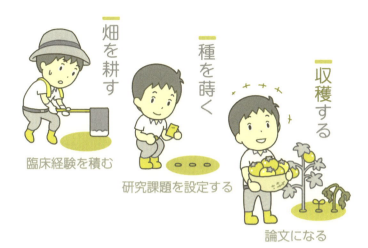

て世の中に公開される段階までいくことは収穫にたとえられます。

　最初は知識も経験もないわけですから、どれほど大切に育てようが途中で枯れてしまったりうまく育たなかったりする種も出てきます。臨床研究も同じです。最後まで育つ研究もあれば、途中で枯れてしまう研究もあります。もちろん経験を積めばほぼ100%の確率で研究を育て上げることも可能なのですが、最初は3つ種を蒔いて、1〜2つ収穫できたらよいなというイメージで臨床研究をやりましょう。

加点マインドで取り組む

　多くの人が「上手くいかなかったらどうしよう」とあれこれ悩むようですが、そこは減点マインドから加点マインドに切り替えて、とにかくやってみる、というマインドセットでやりましょう。上手くいかなくても、非常に多くの経験が積み上がります。そしてその知識は必ず将来役に立ちます。

 四の三
初めて臨床研究を行うときは、「3つ種を蒔いて1〜2つ収穫できたらよい」ぐらいのイメージで取り組もう

第4講 最速最短の極意④ 研究課題を設定する

> **! 第4講のまとめ**
>
>
>
> ★ 研究課題は、日々の臨床現場で感じている疑問がよい
>
> ★ 日本では当たり前と思っていることでも世界視点で見ると斬新なことがある。自分の研究課題に自信を持ちましょう
>
> ★ 初めて臨床研究を行うときは
> 「3つ種を蒔いて1〜2つ収穫できたらよい」
> ぐらいのイメージで取り組もう

Column ▶ 時代の流れをつかむ　アイデアに価値はない

　スマートフォンの普及で英語が読めれば世界中の最新の情報や動向をリアルタイムに知ることができるようになりました。臨床研究を形にすると「それは自分も昔から考えていた」などと言ってくる人が多いのですが、Google の創業者のラリー・ペイジは、母校ミシガン大学の卒業スピーチで次のように述べています。

　"素晴らしいことを思いついたらすぐに行動すること。
　アイデアに価値は何もない。実行することが大事だ"

　今の世の中、同じようなアイデアを思いついている人は山ほどいて、情報伝達が速い分それを誰が形にするか、行動力とスピードがますます大切な時代になっています。頭の中で考えているだけでは、まさに「無価値」です。研究やプロダクト等の形にしてはじめて意味を成すのです。

　例えば電話の特許は、アレクサンダー・グラハム・ベルが出願した約2時間後に、イライシャ・グレイという人物も同様の出願をしたようです。もちろん、この2時間差でイライシャ・グレイは特許取得の権利を失ったことは言うまでもありません。今、インターネットの普及でこの類の競争が激化していることを肌で感じます。

　臨床研究の分野も本当にスピード勝負です。競争が激しい分、形にしたときの達成感も大きいですよ。

第5講 最速最短の極意⑤ 研究をデザインする

本講の内容
1. PICO/PECOを意識する
2. FINERを知る
   大事なのはFとR
3. おススメは2群比較の後ろ向き観察研究
   30例が目安
4. アウトカムの設定に際して気を付けるべき事項
5. エビデンスピラミッドを理解した上で
   RCT至上主義から脱却する
6. 倫理審査を通す
7. BLUE OCEANで世界を狙う

第5講 最速最短の極意⑤ 研究をデザインする

本講では、臨床研究のデザインについてお話ししていきます。まず、研究をデザインする上でよく使われる用語の説明から始めます。既にご存知の方も多いかと思いますが、確認の意味もかねて少々お付き合い下さい。その後、研究デザインの方法論などについて説明していきます。

5.1 PICO/PECOを意識する

一つ目は、**PICO**（ピコ）、または **PECO**（ペコ）と呼ばれる用語で、臨床研究のデザインを明確に想定するための必須項目を表しています。以下の頭文字から構成される略字になります。

臨床研究の PICO・PECO

P：Patients ……………………… 患者
I or E：Intervention or Exposure …… 介入または曝露
C：Comparison ………………… 比較対象
O：Outcome …………………… アウトカム

要するに、次のことをきちんと決めておきましょうということです。

- 対象となる患者さんはどういう人か（P）
- どのような治療介入（I）または曝露因子（E）が存在するか
- 比較対象となる患者さんはどういう人か（C）
- 評価軸としてのアウトカムは何か（O）

例えば「タバコの副流煙で心筋梗塞のリスクが上がるか？」という疑問があるとすると、次のような形になります。

P：非喫煙者で日常的に副流煙に曝露されている人（家族に喫煙者がいる人、等）
E：副流煙
C：非喫煙者で日常的に副流煙に曝露されていない人
O：心筋梗塞の発生頻度

　本書は初学者を対象とした指南書ですので、これ以上の説明は他書に譲りますが、アウトカムの設定に際して気を付ける点のみ、この後で詳しく説明していきます。必ずしもすべての研究でこの4要素が満たされるとは限りませんが、基本的な概念なので必ず覚えておいて下さい。

極意　五の一
PICO・PECO で研究デザインを明確にする

5.2 FINERを知る
大事なのはFとR

　PICO や PECO と同様、この **FINER**（ファイナー）という用語も、臨床研究をデザインする上で非常によく使われます。こちらは、よい研究の条件ということで紹介されることが多いです。以下の頭文字から構成される略字になります。

臨床研究の FINER

F：Feasible ……………… 実行可能であること
I：Interesting …………… 興味深いこと
N：New …………………… 新規性があること
E：Ethical ………………… 倫理的であること
R：Relevant ……………… 社会的な必要性が高いこと
　→ Clinical Implication …… 臨床的な意義が高いこと

この中で特に Feasible であることと、Relevant であることが非常に重要です。この2点については、本項で後ほど詳しく説明します。

Interesting と New

まず「興味深いこと（I）」と「新規性があること（N）」に関しては特に説明する必要はないと思います。言葉そのままの意味です。ただし、I と N は正直なところ言い方次第でどうとでもなりますので、まったく意識しなくて構いません。先生自身が研究課題に興味を持っているのであれば、他人が興味を持つような研究かどうかは無視して大丈夫です。新規性に関しても同様です。データの確認作業の中で新しい発見が出てくることも多いので、研究開始時点からこの新規性の部分を満たす必要はまったくないと私は考えています。

Ethical

また「倫理的であるかどうか（E）」に関しては、臨床研究を行う上で必ず倫理審査委員会の評価を経る必要があり、こちらは後ほど「5.6 倫理審査を通す」（☞ 48 頁）で説明します。

Feasible

したがって、ここでは FINER（ファイナー）の中でも、非常に重要な F と R の概念について詳しく説明します。まず Feasible ですが、これは「**自分の研究課題が、自分が今いる施設で遂行することが可能かどうか**」という意味です。

例えば、先生の所属している施設で診療していない患者さんを対象とした研究となると、そもそもデータが集まらないので実現可能性が非常に低いアイデアということになります。典型的な失敗例としては、高度医療を提供している大学病院で本態性高血圧の患者さんを対象とした試験を組む例などが挙げられます。通常、本態性高血圧のみの患者さんはクリニックなどで診療を受けることがほとんどですから、大

学病院で当該疾患患者の情報を集めることが困難であると容易に想像できます。

　臨床研究の方法論を座学で学んだだけの実務経験のない人が試験計画を組むと、現場感覚がないためにこのような実現可能性を無視した計画になりがちです。この例は実際にある大学病院でデザインされた試験計画で、研究開始時点でアドバイスを求められたので上記の理由から実現可能性が低い点を指摘しましたが、結局試験はそのまま実施され、試験開始2年を経過しても当初の予定の1割も患者さんが集まらないという状況のようです。まさに時間とお金の無駄遣いですよね。Feasibleであることをきちんと意識した試験計画を立てるように気を付けましょう。

Relevant
　次にFINERの中では直感的な理解が最も難しいRelevantの説明に移ります。多くの方は、FINERのFINEまでは普通に理解できるため、フムフムと読み進めることができます。そして最後のRelevantは、なんだかわかったような、わからないような感じになりますが、「4つ（FINE）わかったのでまぁいいや」とスキップしてしまいがちです（笑）。しかし、臨床研究を論文化する上で、このRの部分が実は一番重要なのです！　油断せずに理解に努めて下さい。

　そもそもRelevantという言い方をされるので、理解が難しいのですが、これを「Clinical Implication（臨床的な意義）」と読み替えて下さい。要するに、臨床的にその研究によって「現場のプラクティスが変わる可能性のある研究課題かどうか」ということです。

　皆さんが臨床で問診や検査で確認する情報というのは、その情報によって現場のプラクティスが変わるから、取りにいくわけですよね？

例えば、救急外来で心筋梗塞が微妙に疑われる患者さんが来院したとき、心電図や症状が非典型的で若干判断に迷う場合にトロポニン検査を行います。理由は「トロポニンが陽性だと念のため入院」「陰性だと別の原因に頭を切り替える」などプラクティスを変えるためです。

現場のプラクティスが変わるか、という視点でデザインを組む

このように、自分の研究によって現場のプラクティスが変わる可能性があるかどうかをきちんと吟味して、必ずその視点で研究デザインを組むように意識して下さい。

例えば、ある疾患に対して治療法Aと治療法Bがあり、どちらがよいかまだわかっていないため、これらの治療効果を比較する試験を計画するとします。もし治療法Aの方がより治療効果が高ければ今後の治療プラクティスはAを選択する形にシフトします。それほど違いがないのであればより安価な治療法を選択する形にシフトします。すなわち、この研究によって治療プラクティスが変わる可能性があるので、Clinical Implicationの高い研究になります。

このようなClinical Implicationの高い研究の方が、皆が興味を持ってくれるため論文がアクセプトされやすいですし、何より自分の研究で皆の臨床プラクティスが変わるのは臨床医としてエキサイティングで非常にやりがいがあるのではないでしょうか。

五の二
- よい研究の条件にFINERという概念がある
- Relevantな、臨床での行動変容に結び付く研究ほど価値が高い
- そのためには実現可能性の高い、Feasibleな研究であることが望ましい

5.3 おススメは2群比較の後ろ向き観察研究
30例が目安

　ここからは、研究デザインについて考えていきましょう。単刀直入に言います。先生個人が単一施設で行う研究デザインとしては

"2群比較の観察研究"

に的を絞って研究を行っていくのがよいと思います。

後ろ向きがおススメ

　なぜなら「2群比較の観察研究」が臨床研究の基本中の基本だからです。デザインから解析まで非常にシンプルでわかりやすいため、初学者向きです。さらに言うと、新規に患者さんをエントリーして今を起点として将来にわたってデータを取得していく**前向き**（prospective）研究ではなく、過去に遡って既にカルテに記載のあるデータを取得していく**後ろ向き**（retrospective）観察研究がより初学者向けでおススメです。

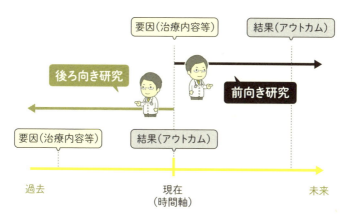

2群比較の観察研究

第5講　最速最短の極意⑤　研究をデザインする

「2群比較の後ろ向き観察研究」は手術で言うと虫垂炎の手術みたいなもので、超ベーシックです。これすらやったことのない人がいきなり介入研究や無作為化ランダム試験に手を出すべきではありません。「2群比較の後ろ向き観察研究」で臨床研究の酸いも甘いもすべてきちんと経験した上で、次のステージに上がるべきです。このあたりは臨床と同じで、一歩一歩難易度を上げていくことが本人にとっても患者さんにとっても幸せな結果につながると考えています。

また、実は多くの臨床研究論文が、前向き後ろ向きを問わず2群間の比較を行うというデザインを採用していることが多いため、今後の論文読解能力が向上しやすいということも、このデザインをお勧めしている大きな理由の一つです。

どのように課題を設定するか

この「2群比較の後ろ向き観察研究」では、例えば次のような課題を設定します。

- 治療が効いた群と効かなかった群に分け、患者背景の差を検討することで、どのような患者さんに治療が有効になりやすいのかということを検討する
- 合併症や副作用が生じた群と生じなかった群に分けて、患者背景の差を検討することで、どのような患者さんに合併症や副作用が生じやすい可能性があるのかということを検討する

それぞれ、PICO、PECO を意識してデザインしてみて下さい。

そして、自分の臨床課題をこの「2群比較の後ろ向き観察研究」としてデザインするという前提で、まずは Feasible であるかどうか、実現可能性を考えましょう。私の経験上、同じような症例を30症例集められそうなら十分に査読英文誌に原著論文として受理してもらうレ

ベルに仕上げることが可能です。それくらいの数が集まりそうか、検討してみて下さい。ある治療法に関する検討なら、Case（治療群）とControl（比較群）が15例ずつくらい、全員治療していたなら効果のあった群となかった群がちょうど15例ずつ、というような感じです。20対10などと多少数がどちらかに偏っても大丈夫です。

症例数はどれだけ必要？

　臨床研究を論文化するためには、数百例程度の数が必要だと思い込んでいる人も多いですが、前述のClinical Implicationさえきちんとしていれば**30例もあれば論文化は問題なく可能です**。嘘だと思う人は私の業績をPubMedで検索してみて下さい。比較的どのような施設でもできる研究デザインで、30症例未満の研究でもImpact Factor 3～4点程度の雑誌に数多く研究結果が報告されていることが確認できると思います。

　もちろん一般論として、患者数が多い方がより学術的に影響力の高い雑誌に採択される可能性が高まることは確かです。

　そのほか、論文として高く評価されやすいコツとして、日本特有の少し珍しい疾患や状態を対象（PICOのP）としたり、特殊な検査機器での評価尺度をアウトカム（PICOのO）として使用する、または海外ではあまり測定されないようなバイオマーカーを測定してアウトカム（PICOのO）として設定したりするなどの方法論が挙げられます。

五の三
- 「2群比較の後ろ向き観察研究」がおススメである
- 症例数は30例を一つの目安とする

5.4 アウトカムの設定に際して気を付けるべき事項

PICO、PECO を考える上で、**アウトカム**の設定が必要です。ここでは、その設定の際に気を付けるべき点を説明します。

まず、用語の説明です。

臨床研究論文では解析で使用するアウトカムを**エンドポイント**（endpoint）と呼びます。最も興味のあるエンドポイントを**プライマリーエンドポイント**（primary endpoint）、その他を**セカンダリーエンドポイント**（secondary endpoint）と呼びます。

そして「死亡」等のように誰が見ても評価が変わらないようなエンドポイントを、**ハードエンドポイント**（hard endpoint）と呼びます。一方で「症状の再燃による入院」等のように主治医の判断で基準が多少変わってしまうようなエンドポイントを**ソフトエンドポイント**（soft endpoint）と呼びます。一般にセカンダリーエンドポイントには複数のソフトエンドポイントが設定されます。

アウトカムをより重篤な状態に設定するのがトレンド

ここで、最近の臨床研究論文の傾向として『==アウトカムをより重篤な状態に設定する流れがある==』ということを知っておいて下さい。より重篤な状態とは誰が見ても明らかなエンドポイントであり、死亡イベント等のハードエンドポイントがこれに該当します。したがって、皆さんの研究でも、可能な限りハードエンドポイントをプライマリーエンドポイントに設定するか、そうでなくとも何らかの形でデータを提示する方がよいと思います。たとえイベント数が 0 であってもです。

ただし、小規模な臨床研究ではそうそうハードエンドポイントが生じることはありません。よって、ハードエンドポイントと関連するエンドポイントをアウトカムに設定することも多く見られます。これを**代理エンドポイント**（surrogate endpoint）と呼びます。例えば、循環器領域でいうと、心不全による再入院イベントと密接に関係する脳性ナトリウム利尿ペプチド（BNP）という指標の上昇の有無を代理エンドポイントに設定することがあります。

とにかく、最近は死亡イベントのようなハードエンドポイントをプライマリーエンドポイントに設定することが好まれるので、その点を頭に入れておいて下さい。ただし特定の分野では生命予後よりも生活の質（QOL: Quality Of life）や健康寿命に重きが置かれることもありますので、自分の専門分野の傾向をおさえておきましょう。

エンドポイントは多く設定する

これらを理解した上で、研究をデザインする際には、後々色々な検証ができるように、できるだけ多くのエンドポイントを取得するようにプロトコールを組むようにしておきましょう。

このように、アウトカムに関する表現はなんだかたくさん種類があって少しややこしいのですが、慣れればだんだん理解できるようになってきます。今は完全に理解できなくても大丈夫です。焦らずに読み進めて下さい。

極意　五の四
- アウトカムはより重篤な状態に設定する流れがある
- エンドポイントは多く設定しておく

5.5 エビデンスピラミッドを理解した上でRCT至上主義から脱却する

ここで少し話が変わりますが、臨床試験と言えばまずは**無作為化割り付け試験**（RCT: Randomized Control Trial）を連想する人が多いのではないでしょうか。

エビデンスのピラミッド

これは、よく教科書で出てくるエビデンスレベルのピラミッドで、RCT がメタ解析の次に位置する最重要研究デザインとして紹介されるためだと思われます（次の図）。これを見て、RCT 至上主義から脱却できず、観察研究を意味のないものと批判してくる人が未だに一部にいらっしゃいます。

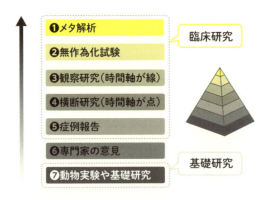

しかし、本書で強調したいのは**「すべての臨床研究は患者さんの詳細な観察から始まる」**ということです。つまり、RCT のコンセプトは観察研究を起点として生まれるのです。それぞれの研究デザインには役割があるということです。

観察研究の意義

個人的な意見ですが、観察研究には新しい真実の種を見つけ仮説を

生み出す役割、RCT にはその仮説を確認する役割があると考えています。実臨床においていきなり RCT を行うようなことはありえません。まず、患者さんについて詳細な観察を行い、研究対象として設定した治療にきちんと効果があるか、副作用リスクが過大でないか、などを判断した上で、RCT をデザインします。また、ある程度の規模の RCT になると非常に高額な予算が必要になることも多く、なんでもかんでも RCT というのは現実的ではありません。

観察研究の意義で言うと、観察研究のみで医学に大いに貢献できた事例は山ほどあります。例えばコレラの話が有名です。コレラは菌自体が発見される約 30 年も前から、疫学調査によってリスクが同定されていました。特定の井戸の水を飲んでいる者だけが発症するということがコレラ患者の詳細な観察（ここでは共通点を見つける疫学調査）によって同定され、疾患の蔓延予防に大きく貢献しました。

結局、観察研究だろうと RCT だろうと試験のデザインをきちんと理解して、それが仮説を検証するのに妥当かどうか判断する作業が重要だということです。

本書では初学者が最初に行う研究として「2 群比較の観察研究」をお勧めしています。観察研究でも臨床現場で有用な発見につながることも多く、初学者向けとはいえ非常にやり甲斐のある研究です。臨床の現場に最も近い観察研究だからこそ、RCT で確かめなければならないような真に意味のある新しい発見が出てくるのです。そういう意味で、本書の読者の皆さんにはぜひ、エビデンスピラミッドを理解した上で、RCT 至上主義から脱却して欲しいと思います。

五の五
観察研究には新しい真実の種を見つけ仮説を生み出す役割、
RCT にはその仮説を確認する役割がある

5.6 倫理審査を通す

　さて、研究デザインがある程度固まったら、次にすべきことは**倫理審査委員会**に必要書類を提出して、研究の施行に関して委員会の承認を得る作業になります。「倫理審査委員会」なんて若干物々しい雰囲気がありますが、後ろ向き観察研究の場合は迅速審査で承認が得られる施設も多いので、ハードルは決して高くないと思います。まずは書類を提出してみましょう。

　未だに「倫理審査なんて通さなくてもデータを集めるだけだからいいでしょ」といった甘い考えを持っている医師が見かけられますが、それは絶対に認められません。

"倫理審査は必ず通して下さい"

というのも、臨床研究は社会的に一種の人体実験に該当する行為なのです。こう言うと大げさに聞こえるかもしれませんが、過去様々な非人道的行為が行われてきた反省と、今後同じ過ちを繰り返さないという目的で、すべての医学研究においてその研究が社会常識と照らし合わせて倫理的であるかどうかを検証する審査を行うことが国際的なルールになっています。

　このあたりは、まだまだ日本における医師のリテラシーは低いと言わざるを得ませんが、最近は論文だけでなく学会の発表でも倫理審査員会の承認申請番号や承認書類が必要となるケースも増えてきました。

　後述しますが、論文の投稿規定にもほぼ必ず次の2点を明記するように指示があります。

> ①この研究がヘルシンキ宣言の倫理規定に沿って行われていること
> ②この研究が施設の倫理審査委員会の承認を受けていること

　しかしこの問題も特に不安になる必要はありません。むしろ先生の身を守るためにも倫理審査委員会の承認が必要だと考えて下さい。すなわち、先生の研究が第三者（倫理審査委員会）の目から見ても倫理的・科学的に問題がないことを証明してもらうための手続きだと考えましょう。

倫理審査の流れ
　初めて倫理審査の書類を作成するときは、間違いや記載の不備がたくさんあるかもしれませんが、とりあえず書いて提出してみましょう。そして、倫理審査委員会からのコメントに適宜対応していけば最終的にはきちんとしたものができあがります。

　提出書類は、倫理審査委員会設置施設であれば**標準業務手順書**（SOP: Standard Operating Procedures）で指定された規定のフォーマットが必ず存在するので、その内容に沿う形で書類を用意します。初回は何度か委員会とやり取りをする必要が出てきて、承認まで数か月を要するかもしれません。しかし後ろ向き観察研究であれば迅速審査で承認されることも多く、慣れれば「1～2時間ほどで書類を書いて初回審査で通る」という流れになると思います。

　臨床研究における倫理に関してより詳しく知りたいという方は「ICR臨床研究入門」（https://www.icrweb.jp）というサイトの『研究倫理指針の解説』が大変参考になるので、そちらをご参照下さい。このサイトは、臨床研究を行う上で必要な情報が網羅的にまとめてあり大変有用です。ただ情報量が多いため、いきなり全部を理解しようとするとたいていの人は途中で挫折してしまいます。必要なときに少

第5講 最速最短の極意⑤ 研究をデザインする

しずつ勉強しながら知識を蓄えるための辞書的なものと考えるとよいでしょう。

また、各施設の倫理審査委員会のメンバー一覧や議事録、審査内容は、国の管理する研究倫理審査委員会報告システム（https://www.rinri.amed.go.jp）で公開することが推奨されています。こちらで自施設の情報を確認してみるのも面白いかもしれませんね。

研究プロトコールには細心の注意を

本書では、あくまでも初学者が観察研究を行うことを前提に説明をしていますが、エビデンスピラミッドが上にいくほど、倫理審査も審査通過後の管理体制も厳しくなっていきます。介入を伴うような臨床研究になると、プロトコールを変更した場合には結果に対する影響が非常に大きくなります。そのため、医学的に問題ないと判断できるような場合でも、必ずプロトコールの修正申告を行った上で変更に対する承認を得てから研究を継続するようにして下さい。

"研究プロトコールは遵守しましょう"

例えば、最近の事例で言えば、慶應義塾大学医学部 循環器内科で実施している iPhone アプリ Heart & Brain を用いた臨床研究がプロトコール違反で中止となった事案が有名です。

プロトコール上は「慶應大学病院の患者に対してアプリを提供し、事前検討を行った上で一般ユーザーに公開する」予定でした。しかし、事前検討に先立ってアプリが一般公開され利用されていたことが判明したのです。

「臨床研究が研究実施施設の外部からは人体実験と同じ扱いで見られる」ということをきちんと理解してさえいれば、このような安易な

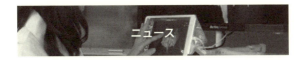

(http://www.med.keio.ac.jp/news/2017/2/28/5-19904/index.html より転載)

プロトコール違反は起きなかったように思います。

　しかし、日本の研究リテラシーがまだまだ高いとは言えない中、その後の慶應大学のガバナンス力は素晴らしいものでした。迅速に問題を発見し、まずは本案件の研究中止を行った上で、(ここからは私の耳に入ってきた噂レベルですが)大学で行っているすべての研究に関してプロトコール違反がないか再確認したようです。

　凄まじい時間と労力を割く作業になりますし、既に進行している研究への影響は莫大なものになります。単にアプリを提供しただけで大げさだ、という声もたくさん聞こえてきましたが、本案件は介入研究にプロトコール違反が生じたという点で組織の存続に関わる非常に重大な問題であり、今回のレベルの対応が必要だと私も思いました。そして、これまで旧帝大学で生じた研究不正の多くが結局は責任の所在がうやむやなまま放置され続けていることと対比して、今回の慶應大

学のガバナンスは非常に適切であったと感じています。

このように、臨床研究において介入研究を行うことは、それなりの知識と経験が必要になるのです。まずは、観察研究から始め、徐々に知識と経験を増やしていった上で、よりエビデンスレベルの高い研究へと駒を進めていくのがよいと思います。

五の六
倫理審査は必ず通す。研究プロトコールは遵守する

5.7 BLUE OCEANで世界を狙う

本講の最後に、世界で勝負できる臨床研究をデザインする上で、私がいつも意識している戦略をお話しします。

BLUE OCEAN とは？

ビジネスの世界では、競合がおらず自分だけが勝ち続けられる分野を「青い海＝ブルーオーシャン（BLUE OCEAN）」と表現し、逆に競合だらけで血で血を洗うような戦いが繰り広げられている分野を「赤い海＝レッドオーシャン（RED OCEAN）」と表現します。私の戦略は、臨床研究の BLUE OCEAN を目指すためのものです。

次の3つのキーワードを意識して戦略を立てます。

① World Trend
② World Niche（ニッチ＝隙間）
③ Strength of Japan

"より多くの人に興味を持ってもらえるように、今その分野で世界的なトレンドになっているキーワードを研究デザインに絡める（World Trend）。次に何らかの理由で世界的にその分野に取り組んでいる人が少ないニッチな領域を選ぶ（World Niche）。そして最後に日本の強みをできるだけアピールできる分野を選ぶ（Strength of Japan）"

例えば、私が初めて American Heart Association（AHA）で受賞した演題は「心筋梗塞後の生命予後改善効果を ACE 阻害薬と ARB で比較検討した研究」でした。このとき、循環器領域では観察研究のデータを RCT のように解析する傾向スコアマッチングという手法が世界的にトレンドになっていました。さらに、心筋梗塞後の予後改善目的の RAS 阻害薬の投与では、ACE 阻害薬が第一選択薬であったため、日本ではかなりの頻度で使われていた ARB のデータは世界ではほとんど存在せず非常にニッチな分野でした。そして、日本では国民皆保険や真面目な国民性もあり長期予後をかなりしっかりとフォローできているという強みがあったので 5 年予後という日本の強みを生かした解析を行いました。

このようなアプローチを取ることによって、私はコンスタントに AHA や American College of Cardiology で賞を取り続けることに成功しました。

実は、この戦略は世界で活躍するトップアスリートを参考にしています。例えば、大リーグで生きる伝説と化したイチロー選手は、大リーグの花形であるホームランでなくヒットで勝負し世界一と言える位置に君臨することができました。2015 年に行われたラグビーワールドカップでの日本チームの大躍進も、監督の話を参考にする限りでは、かなり日本独自の強みを生かす戦略を取っていたようです。

第5講 最速最短の極意⑤ 研究をデザインする

自分の強みを活かす戦略を立てる

　要するに、勝負事では相手の土俵で戦わずに自分の勝てる領域に持ち込むことが重要となります。臨床研究が終わった後、作成した論文が受理されるかどうか、というときにこの戦略が大いに効いてきます。

五の七
World Trend、World Niche、Strength of Japan を意識し BLUE OCEAN で世界を狙う

第5講のまとめ

- PICO・PECO で研究デザインを明確にする
- よい研究の条件に FINER という概念がある
- Relevant な、臨床での行動変容に結び付く研究ほど価値が高い
- そのためには実現可能性の高い、Feasible な研究であることが望ましい
- 「2 群比較の後ろ向き観察研究」がおススメである
- 症例数は 30 例を一つの目安とする
- アウトカムはより重篤な状態に設定する流れがある
- エンドポイントは多く設定しておく
- 観察研究には新しい真実の種を見つけ仮説を生み出す役割、RCT にはその仮説を確認する役割がある
- 倫理審査は必ず通す。研究プロトコールは遵守する
- World Trend、World Niche、Strength of Japan を意識し BLUE OCEAN で世界を狙う

第6講 最速最短の極意⑥ 統計の知識を手に入れる

本講の内容
1. 医学統計が一番のネックと思い込んでいる人が多すぎる（これは間違い）
2. 医学統計あるある落とし穴①
   理論を学ぶ vs やり方を学ぶ
3. 医学統計あるある落とし穴②
   正しいやり方 vs 相手を説得する手段
4. 無料の統計ソフトで十分
   RやEZRについて
5. 傾向スコアマッチングを知る
6. 統計家と知り合うには

第6講 最速最短の極意⑥ 統計の知識を手に入れる

前講では臨床研究のデザインに関してお話ししました。デザインが完成し倫理審査を通過すると、いよいよ実際にデータを集めて解析する作業に入っていくわけですが、この際に医学統計の知識が必要になってきます。

そこで本講では、医学統計に関してどの程度の知識が必要なのか、どのように学習に取り組むべきか、皆が陥りやすい落とし穴を紹介しながら説明していきます。

6.1 医学統計が一番のネックと思い込んでいる人が多すぎる（これは間違い）

まず、医学統計の臨床研究における位置付けです。「医学統計の知識が十分にないと臨床研究はできない」と多くの方が思い込んでいますが、私はそうは考えていません。

本書で勧めているような、超現場型の臨床研究、特に単一施設における2群比較の観察研究であれば、必要な統計的手法は非常に限られており、半日あれば十分に習得することができます。驚かれるかもしれませんが、実際に私がサポートしている臨床研究において、統計解析作業に費やす時間は研究全体のわずか1割にも満たないのです。

もちろん大前提として、臨床研究を行う上で医学統計の知識がある方がよいことは間違いありません。私も統計家の助けが必要なときがありますし、助けを求めるときもあります。しかし誤解を恐れずに言えば、多くの方が臨床研究において医学統計の知識が重要だと考えすぎているように思えます。臨床研究のワークショップや勉強会でも、「これは医学統計の勉強会なのではないか」と思ってしまうほどに統計にフォーカスされすぎています。

臨床研究には医学統計の深い知識は必要ではない

繰り返しになりますが、臨床医は多忙であり、医学統計の知識習得に割ける時間も十分にあるとは言えません。「臨床研究には医学統計の知識が必須」という思い込みが、臨床研究自体を非常に敷居の高いものに見せてしまっているように思います。まずは臨床研究を行う上で医学統計の知識はそれほど必要ないという視点を持って下さい。

実際、2 群比較の観察研究であれば最低限以下の項目について理解があれば困ることはほとんどないと私は考えています。

- 要約統計量の計算
- 2 群間比較の検定（名義変数と連続変数について）
- ロジスティック回帰分析（オッズの算出）
- コックスの比例ハザードモデルを用いた分析（ハザードの算出）
- カプランマイヤーの生存曲線の描出

これだけできれば十分です。これらの解析を実際に自分自身でできるようになるまでには 2 〜 3 時間もあれば十分です。これはあくまでも私の印象ですが、臨床研究でアウトプットを出している人ほど「それほど深い医学統計の知識は必要ない」というスタンスの人が多く、逆にアウトプットを出せていない人ほど医学統計の問題で頭を悩ませているような印象があります。

極意 六の一
臨床研究を行う上で知っておく必要のある医学統計の知識はそれほど多くないことを理解せよ

6.2 医学統計あるある落とし穴①
理論を学ぶ vs やり方を学ぶ

　それでは、必要最低限とはいえどのように統計の知識を学べばよいのでしょうか。学ぶ上で陥りやすい落し穴がいくつかあります。

　ここで質問です。皆さんは、医学統計を学ぶ中で数式を含めた理論からしっかり学ばなければならないという意識を持っていますか？

　この問いに対しておそらくほとんどの人が、「それはもちろんイエスです」と返答すると思います。しかしよくよく考えてみて下さい。先生が臨床研究で行いたいことは統計解析による仮説の検証ですよね。その際に統計理論は必須の知識でしょうか？

　統計解析の話だと、少しイメージが湧きにくいかもしれません。日常生活の話に置き換えてみましょう。車を運転する際にエンジンの構造を詳細に理解していなければならないと思いますか？

　今度は流石に多くの人が「ノー」と答えるでしょう。車は単なる移動手段であり、移動という目的を達成するためには、ハンドル、アクセルとブレーキの使い方さえ知っていれば十分ではないでしょうか。

統計手法の使い方を知っておけば十分
　私は医学統計に関してもこれと同じように、臨床医はどのような場面でどのような統計手法を使えばよいのか、そのやり方さえ知っていれば十分だと考えています。実際、私が研究を支援している医師にもそのように指導しています。そうすると、理論を知らずに解析するとは何事かと批判されることも多いのですが、そのときには「間違いがあれば指摘して下さい」と言ってデータと解析プロトコルを渡すようにしています。返事は決まって「確かに間違ってはいないよね

……」となります。医学統計の理論の知識があるかないかは、研究の解析結果に対して何も影響を及ぼしていない状態なわけです。

最初の頃は毎回お約束のようにこの下りを繰り返していましたが、流石に5年以上も言い続けていると最近はまったくこのような批判を浴びることはなくなりました（笑）。

つまり極論にはなりますが、少なくとも臨床医は医学統計の知識といっても理論に関しては学ぶ必要はほとんどなく、**どのような場面でどういうやり方で解析すればよいかだけに焦点を当てて学習を進めればよい**と考えています。それだけであれば、半日で必要な知識が手に入るのです。

そして臨床研究を続けていく中で、よりしっかり勉強したいという人、時間に余裕がある人、または医学統計の知識を自分の専門領域として身に付けていきたいというような人の場合には、さらに理論を含めてしっかり学んでいけばよいと思います。

六の二
臨床医は医学統計について理論まで深く理解する必要はない。どのような場面でどのような統計手法を使えばよいのかさえ知っていれば十分である

6.3 医学統計あるある落とし穴②
正しいやり方 vs 相手を説得する手段

もう一つよく陥る落とし穴があります。前回同様また質問ですが、解析手法には「医学統計的に絶対に正しいやり方がある」とお考えでしょうか？

第6講 最速最短の極意⑥ 統計の知識を手に入れる

これも多くの人は「もちろんイエスです」と答えてしまいそうですね。しかし「統計はあくまでも相手を説得するための手段」であり必ずしも正解は一つではないというのが私の考えです。

統計手法に正解はない

数学の証明問題で証明するアプローチが複数存在するように、医学統計にも特に決まった正解があるわけではない、ということです。

例えば右の図を見て下さい。縦軸が血圧、横軸が治療薬AまたはBの内服前後における血圧の数値をプロットしたものと考えて下さい。

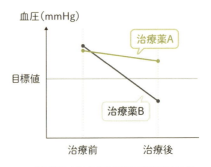

治療薬ABを比較する解析手法は？

この図から「治療薬Aよりも治療薬Bの方が血圧を下げる効果が高いのではないか」という仮説が思い浮かびます。この仮説を検証するのであれば、パッと考えても次の3種類の解析手法が考えられ、どの手法でも仮説を検証することが可能となります。

①治療後の血圧値を治療薬AとBで比較する
②治療前後の血圧の差（下がり具合）を治療薬AとBで比較する
③血圧が目標値よりも下がった患者の割合を治療薬AとBで比較する

「**医学統計は自分の仮説の確からしさを相手に伝えるためのツールである**」という考え方に立てば、必ずしも手法にとらわれる必要はありません。

6.3 医学統計あるある落とし穴② 正しいやり方 vs 相手を説得する手段

　私は多くの医師から臨床研究に関する相談を受けていますが、ある特定の解析方法に固執して是が非でも別の手段を使おうとしないというスタンスの人が意外に多いと感じています。理由を聞くと「それが正しい手法だと習ったからだ」と返事をされます。そしてそういう人に限ってシンプルに検討すればよいだけの問題を、やたらと複雑な方法で検証しようとして、結果として自分の首を絞めてしまっています。

　しかし、所変わればマナーも変わりますし、常識も変わります。統計解析手法も、柔軟に頭を切り替えて使いこなして下さい。

　最後に、以前ツイッターで少し話題になった4コマ漫画を紹介します。これは結局のところ**何をやっても全員を納得させることが困難である**ということを表しています。医学統計もその最たるものです。どのようなやり方をしても、たいてい論文査読の過程で手法に関して何らかの文句は言われます。文句を言われたら「そういう考えもありますよね」という程度に考えて、柔軟に対応して返事をすればよいだけなのです。

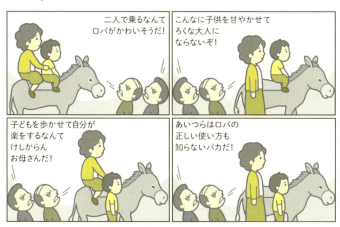

全ての人を納得させることは難しい

六の三
統計解析は相手を説得する手段。柔軟に使い分けよ

6.4 無料の統計ソフトで十分
RやEZRについて

　実際に統計解析を行うソフトウェアは、何を選ぶべきでしょうか。最初に結論を言ってしまいます（笑）。選択肢としては「R（アール）」一択です。基本的に他はありません（Microsoft R Open という名前でも提供されています）。

Rとは？

　Rというのは無料の統計ソフトで、解析できない統計手法はありません。そして信頼性が非常に高く、最近は一流医学英文雑誌に掲載されている研究の多くで使用されています。また、アメリカ食品医薬品局（FDA: Food and Drug Administration）でも統計ソフトには 2007 年から R が正式に採用されるようになったようです。

　R にはパッケージと呼ばれる拡張機能があり、「R コマンダー」やさらにそれを日本人向けに作り直した「EZR（イージーアール）」というパッケージがあります。それらを導入すれば、ほぼマウスのクリックのみで統計ソフトをストレスなく使いこなすことが可能になります。ですので、もはや SAS や SPSS、JMP 等といった市販の統計ソフトをわざわざ高いお金を支払って購入する必要は皆無なのです（SAS にはアカデミア用の無料版があります）。

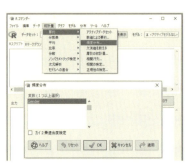

Rコマンダー

また、共同で研究を行う場合、研究者全員が同じ解析ソフトを使っていてはじめて結果の確認ができますが、その点でも無料のRを使用するメリットは大きいでしょう。

RやRコマンダー、EZRの使用にはパソコンの知識が若干必要になりますが、第2講でお話しした能動的に情報収集するスキルでなんとか乗り越えて下さい。「ググレカス」と言われないようにしましょう（笑）。

例えば、私はインターネット上で「臨床医のためのRコマンダーによる医学統計解析マニュアル」というウェブページを運用しておりますし、教科書でいうとアマゾンで「EZR」と検索すれば作成者の神田善伸先生の著書がヒットします。

医学統計あるある落とし穴③

蛇足ながら、RではRコマンダーやEZRを使わずにプログラミングで解析するのがスタンダードなのですが、医学統計あるある落とし穴③として意外と多いのが、このプログラミングにハマってしまうことです。エクセルでサクッと一瞬で終わってしまうような作業でも「すべてRでやりたい」という（理解はできますが）ナンセンスな理由でプログラミングに長時間をかけて解析を行うようなケースが挙げられます。

やっている人が楽しければそれはそれでいいのですが、臨床研究を進めるという当初の目的と、プログラミングを楽しむことの重要性を天秤にかけて適切な判断をしていただければ、とアドバイスいたします。老婆心ながら……。

六の四
統計ソフトはR（Microsoft R Open）を使い、パッケージを導入・駆使して解析せよ

第6講 最速最短の極意⑥ 統計の知識を手に入れる

傾向スコアマッチングを知る

　医学統計に関しては最低限 57 頁の 5 つの項目について理解があればほとんど困ることはないと述べました。しかし、自分で行う機会は少ないかもしれませんが、**傾向スコアマッチング**の概念については知っておいた方がよいでしょう。

　端的に言いますと、**傾向スコア（PS: Propensity Score）**というのは「治療の割り当て確率」のことです。そして「傾向スコアマッチング」という手法では、この治療割り当て確率が等しい患者さん同士をペアとして考えることによって、観察研究のデータから疑似的に RCT のような状態を作り出して治療の効果を推定するのです。

　図で説明しましょう。

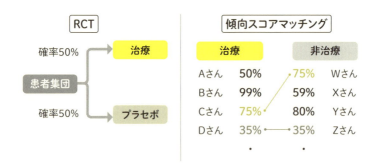

　図中左側に示すように RCT ではある患者集団に対して治療かプラセボかを全員に等しく 50% の確率で割り当てます。治療割り当て確率＝傾向スコアは全員 50% ということになります。

　一方で、実臨床においては患者さんの状態に応じて医師が治療内容を決定していることが多いですよね。例えば HbA1c が 10% 以上の

人には経口血糖降下薬ではなくてインスリンを使う、といったように。したがって、これらの判断基準を説明変数、治療の有無をアウトカムとしてロジスティック回帰分析を行うことによって、各患者における治療割り当て確率を推定することが可能となります。

「傾向スコアマッチング」では次のように考えます。図中右側のように、治療群に属するCさんは計算上の治療割り当て確率が75%、Dさんは治療群ですが計算上の治療割り当て確率が35%だったとしましょう。同様に、非治療群の患者さんに対しても同様に治療割り当て確率を計算し、ここではWさんに対する治療割り当て確率が75%、Zさんに対する治療割り当て確率が35%と計算されたとします。

そうするとCさんとWさんは治療割り当て確率が同じ75%と推定されており、DさんとZさんも治療割り当て確率が同じ35%と推定されているということになります。

ここで、CさんとWさんがペア、DさんとZさんがペアという情報を加味して治療効果を推定することで、RCTの結果に近い推定精度が観察研究でも得られるのではないかと期待するのが、傾向スコアマッチングの考え方です。ペアを作る作業をマッチングと呼んでいるということですね。

傾向スコアマッチングは最近の臨床研究論文では非常によく見かける解析手法の一つになっています。ある程度のレベルの観察研究になると、ほぼ確実にこの手法が使われていますのでぜひ覚えておいて下さい。

六の五
傾向スコアとは治療割り当て確率のことである。傾向スコアマッチングという手法を用いれば観察研究のデータからRCTのように治療効果の推定を行うことが可能となる

6.6 統計家と知り合うには

臨床医が臨床研究を行う上で、必ずしも医学統計の知識を深く学習する必要はないと説明してきましたが、そうはいっても近くにいつでも相談できる専門家がいるのといないのとではやはり安心感が違います。したがって、気軽に相談できるような生物統計家、または MPH（Master of Public Health）等を有したライセンスホルダーとは知り合いになっておきたいところです。

勉強会やワークショップに参加しよう

手っ取り早くそういう方々とネットワークを作るためには、**医学統計や臨床研究の勉強会やワークショップに参加するのが最適**です。勉強会やワークショップに参加する目的は必ずしも知識の習得だけではありません。実はこのような会はネットワーク作りの場として非常に重要なのです。

Google で「医学統計　大学院」などのキーワードで検索してみて下さい。様々な大学が医学統計や臨床研究のコースを提供していることがわかります。イベントの有無を定期的にチェックしておき、機会があれば参加しましょう。そしてイベントのときには講師陣を含めより多くの人と積極的に話してネットワークを広げる努力をして下さい（こんなとき、挨拶の基本アイテム「名刺」が役に立ちます。所属施設の事務に相談するなどして自分の名刺を作っておくようにしましょう）。

直接顔を合わせて話すことで、メッセージでやり取りするよりも相手と自分との相性を判断しやすくなると思います。とはいえ現状では、まだまだ臨床医と統計家の距離は遠いように感じます。自分の理想とするパートナーに巡り会えることは非常に幸運なことであり、気長に探すのがよいと思います。

蛇足ですが、私は講演の演者紹介の際に「医学統計家の原先生です」と紹介されることが多いのですが、「統計家である」と私が言ったことは一度もありませんし、自分自身は統計の知識が十分にあるなどという傲慢な考えはまったく持っておりませんので勘違いのなきようよろしくお願いいたします（笑）。

六の六
統計家と知り合いたければ勉強会やワークショップに足を運びましょう

第6講のまとめ

- 臨床研究を行う上で知っておく必要のある医学統計の知識はそれほど多くないことを理解せよ
- 臨床医は医学統計について理論まで深く理解する必要はない。どのような場面でどのような統計手法を使えばよいのかさえ知っていれば十分である
- 統計解析は相手を説得する手段。柔軟に使い分けよ
- 統計ソフトはR（Microsoft R Open）を使い、パッケージを導入・駆使して解析せよ
- 傾向スコアとは治療割り当て確率のことである。傾向スコアマッチングという手法を用いれば観察研究のデータからRCTのように治療効果の推定を行うことが可能となる
- 統計家と知り合いたければ勉強会やワークショップに足を運びましょう

Column ▶時代の流れをつかむ　スマホネイティブ

　最近の研修医はスマホネイティブと呼ばれる世代です。パソコンの使い方がよくわからないという人も既にチラホラいます。若い世代向けの情報コンテンツはスマートフォンの画面に最適化されています。例えば、デジタル漫画はパソコン世代向けのコンテンツは横にペラペラ紙をめくるようなインターフェースですが、スマートフォン世代に対しては、縦スクロールで漫画が読めるようなインターフェースになりました。結構衝撃です（笑）。

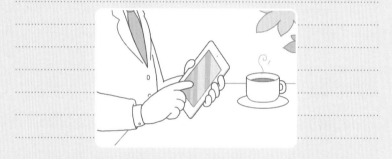

　パソコンに比べて画面の小さなスマートフォンでテキストを読みやすくするため、文章も行間を開けるスタイルが一般的になりました。

　で、何が言いたいかと申しますと、本書も書籍には珍しくテキストに行間を開けるデザインを採用しています。このデザインは書籍においてはまだそれほど主流ではありませんが、若い先生向けの本なので一応スマホネイティブに特化したデザインにしています。

　といっても、医学系出版社の多くがコンテンツを提供していないということもあり、残念ながら本書は現時点ではKindleでの電子書籍出版の予定がありません……悔やまれます（笑）（将来的にはできるようになるかも？　期待しています）。

第7講 最速最短の極意⑦
データを集めて評価する

本講の内容

❶ データを集める
❷ データをクリーニングする
❸ 解析と解釈
　自分だけが視える世界がある
❹ 有意差が出なかったときこそチャンス
　素直にデータを解釈する
❺ リテラシーを身に付ける
　剽窃（ひょうせつ）と捏造（ねつぞう）問題

第7講 最速最短の極意⑦ データを集めて評価する

講義も7回目となり中盤にさしかかってきました。本講では、実際にデータを集めていく上で気を付けるべきことと、どのような心持ちでそのデータを評価していくべきかということをお話しします。

7.1 データを集める

どのような変数を収集すべきか

データ収集で一番問題になるのが「どのような変数を収集すべきか」ということでしょう。基本的には、自分が行っている臨床研究と同じような試験デザインをとっている過去の論文などを参考にすればよいでしょう。

通常は、**患者背景**、例えば**年齢**や**性別**、**身長**、**体重**、Body Mass Indexなどから始まって、そのほか**治療内容**や**アウトカム情報**など、どの論文でも掲載されているような項目を収集します。また、**採血データ**であれば入院時のデータのみを収集するとか、治療直前の7日以内のものまで許容するなど、収集項目を自分である程度定義していきます。第5講でもお話ししたように、**エンドポイント**は複数あった方がよいです。例えば、合併症や院内死亡の有無、そのほか副次エンドポイントして予後と関連する検査指標や観察期間と最終フォローアップ時のイベントの有無の情報などです。

こういったデータを集めていきますが、実際にデータを収集し解析を行っていくと、どのようなデータを取得しておくべきだったかという感覚がわかってきます。とにかくやってみること、研究を進めることが大切です。いつも言っていますね。まずやってみる。それが非常に重要です。

データ入力の工夫

次に、取得変数が決まりいざデータを入力していくというときに気を付けるべき点を列挙しておきます。いずれもちょっとした工夫ですが、これをやらなかったことで大失敗し貴重な時間を失う人を多く見てきましたので確実に参考になると思います。

なお、医局内で疾患専用のデータベースをファイルメーカー等を用いて作成している場合もあるかとは思いますが、おそらくほとんどの読者がまずはエクセルにデータを入力していくような形をとると思います。ここではエクセルにデータを入力していくという前提で話を進めています。

> **データ収集で気を付けるべきポイント**
>
> ① 収集項目は最低限に絞る
> ② 二度手間を避ける
> ③ 情報量を落とさない
> ④ データ収集用のファイルと解析用のファイルは別にする
> ⑤ データ収集用のファイルにはエクセルの並び替え（ソート）機能を使わない
> ⑥ 毎回進展するたびに新しいファイル名にして保存しておく
> ⑦ 個人情報は入れない＋パスワードを設定しておく
> ⑧ 完璧なデータ入力を目指さない

少し項目が多いのですが、端的に説明していきます。

①収集項目は必要最低限に絞る

初学者はあれもこれもと必ずしも必要のないデータを大量に取得しようとしますが、データ入力の負担が増えることで重要な検査項目の入力エラーが増える危険もあり、できるだけ収集項目は最小限に絞る

第7講 最速最短の極意⑦ データを集めて評価する

ことが望ましいです。

②二度手間を避ける

　当たり前のことですが、作業効率を上げるために入力作業は1回で終えるような工夫をして下さい。例えば「一度データ入力フォームを紙で作成して、それに記入した項目を今度はパソコンに入力する」というようなデータの集め方をしてしまうと、二度手間になり時間がもったいないですよね。何より書き写す作業の時点で、写し間違う可能性があります。したがって、できるだけ転記の回数は減らしてノートパソコン等を持ち歩いてデータベースに直接入力していく方がよいと思います。

③情報量を落とさない

　連続変数をカテゴリ変数としてデータ取得するなど、あえて入力データの情報量を落としてデータを取得する人も散見されます。例えば年齢情報を数字で入力すればいいところを、小児・成人・高齢者と3カテゴリーに分類してデータ取得するなどです。年齢の数値があれば後でいくらでも基準を変えてカテゴリー変数に修正することは可能ですが、カテゴリーデータを連続変数に戻すことはできません。場合によっては再度年齢情報を見直すという二度手間になる可能性もあり、データ取得の際にはできるだけ情報量を落とさないようにしましょう。

④データ収集用のファイルと解析用のファイルは別にする
⑤データ収集用のファイルにはエクセルの並び替え（ソート）機能を使わない

　エクセルでデータを扱った経験がないとなかなかイメージしにくいかもしれませんが、データ解析では、並び変え（ソート）や部分抽出など色々な作業を行います。この際に思いもよらないデータの並び変えが起きてしまい、生データがごちゃまぜになってしまうという経験をする医師が多いように思います。例えば、新規に追加した変数のみ

フィルタ機能を ON にし忘れてソートした場合などにこういった状況に陥ります。この場合、また一からデータを収集しなければならないといった最悪な事態に陥ります。

　この失敗のリスクと失敗したときの保険として「データ収集用のファイル」と「解析用データファイル」は別々に管理することを強くお勧めいたします。解析時に生データのファイルをコピーして解析用のファイルとするだけの作業ですが、この一手間を惜しまないことが重要です。データ収集用のファイルに並び替えなどのエクセルの機能を使用することも同様の理由で避けることが望ましいです。

⑥ **毎回進展するたびに新しいファイル名にして保存しておく**
　途中で入力ミスなどに気付いたときに、過去の絶対にここまでは正しかったというデータの状態まで遡れるように、データの入力更新を行うたびにファイルを別名で保存しておくことをお勧めします。例えば、2017年11月15日のデータのファイル名を「データ 20171115」、翌日のファイル名を「データ 20171116」にするといった具合です。

⑦ **個人情報は入れない＋パスワードを設定しておく**
　恐ろしい話ですが、臨床研究のリテラシーの低い先生は未だに患者さんの氏名や住所、電話番号といった本人を同定できる個人情報入りのデータファイルを、パスワードの設定をすることなく平気でメールに添付してきます。万一外部に流出すると、患者さんに多大な迷惑を及ぼしますし、結果として所属施設単位での大きな問題に発展してしまいます。データベースには個人情報を入力しないようにしましょう。病院のカルテ番号も、できれば 10 を足すなど、自分にしかわからないルールで番号を変えて、変数名も「カルテ番号」ではなく「ランダム ID」などと記載しておくのがよいです。その上でデータにはパスワードを設定しておくのが理想的です（やり方は Google で検索しましょう。「エクセル　パスワード設定　保存」などと検索）。

⑧完璧なデータ入力を目指さない

　私の経験上、日本人がデータ入力を行うと2〜3%程度で入力間違いが生じます。これは0にはできません。薬の副作用と同じようなイメージで、入力ミスは一定数必ず生じてしまうということです。まずはこの現実を受け入れましょう。その上で、まず絶対に間違えてはいけない情報、例えばアウトカムの情報等は入力ミスがないか徹底的にチェックを行うように心がけて下さい。一方で、2〜3%程度のミスがあろうが研究の結論にはほとんど影響しないであろう変数、例えば患者背景の情報等は、極論をしてしまうとチェックは大雑把で大丈夫です。これを「データの重要度に応じて確認する」という意味で**リスクベースドモニタリング**と呼びます。必ずしもすべてのデータを徹底的に確認する必要はありません。

　忙しい臨床医にとってデータ収集はかなり大変な作業ですが、ここはなんとか頑張るしかない部分です。私の場合は、当直時の隙間時間や、重症患者のマネジメントで病院を離れられないときに研究のデータ入力をしていました。データ収集のために休日に病院へ足を運ぶことも多かったです。残念ながらこのあたりは効率化を図れない部分が多いので、自分の成長のためと割り切って作業にあたって下さい。

七の一
データ収集で気を付けるべき8つのポイント
①収集項目は最低限に絞る
②二度手間を避ける
③情報量を落とさない
④データ収集用のファイルと解析用のファイルは別にする
⑤データ収集用のファイルにはエクセルの並び替え（ソート）機能を使わない
⑥毎回進展するたびに新しいファイル名にして保存しておく
⑦個人情報は入れない＋パスワードを設定しておく
⑧完璧なデータ入力を目指さない

7.2 データをクリーニングする

データ収集の次に行う作業は、データのクリーニングです。データに入力ミスがないかどうか、解析可能なフォーマットで入力されているかどうかを今一度確認します。具体的には以下を確認します。

- 入力型に不一致がないか
- 外れ値がないか
- 有効桁数は統一されているか
- データ内矛盾がないか
- すべてのデータが正しく入力されているか
- 入力が事前に設定した定義に従って行われているか

データマネジメント

このような作業を**データマネジメント**（DM: Data Management）と呼びます。確認作業は、Excel のフィルタ機能等を上手く使いながら進めます。ここでもエラーを見つけるためのファイルと、入力用の生データのファイルは完全に分けて操作するのが安全です。

実際に問題のあるデータシートを見て具体例で確認してみましょう。説明を読む前に黄色の部分にどのような問題があるのか一度考えてみて下さい。

ID	Gender	Age	Height_cm	Weight	Menopause
1	Male	39	170		Yes
2	F	55	175.5	65	No
3	M	233	185	73	No
4	0	50	1.5	55	No
5	Female	74	174	72	No

Gender(性別)

入力型が一致していません。通常は Male（男性）または Female（女性）と記入しますが、頭文字だけで入力されているものから 0 or 1 データで入力されているものまで様々です。0 は Male と Female のどちらを意味しているのかこのシートだけでは判別が不可能です。統計解析ソフトはこのように異なる文字列の情報を別の情報として扱いますので、解析前に Gender の列は Male / Female にデータの型を統一する作業が必要です。また、入力ミスがないようにこのような名義変数を 0 or 1 のデータで入力することはお勧めしません。何文字か文字列をタイプする形の方が間違いや確認ミスが減ります。

Age

外れ値が存在します。23 歳と入力するつもりのところを 233 と入力してしまったのでしょうか。いずれにしてもカルテデータの再確認を要します。

Height_cm

2 つの問題を指摘できます。一点目は、1.5 という外れ値データが存在します。可能性としては単位を指定された cm ではなく m で記入した可能性が高いと思われます。さらに 175.5 のみ有効桁数が異なります。通常有効桁数は数値の精度に影響するため変数内で統一すべきです。例えば、四捨五入をして整数で表記するというルールを適用するのであれば 176 という数値を記入すべきです。

Weight

一番上のセルが空欄になっています。この状態を見ただけでは単に入力忘れがあるのか、カルテに情報が残っていなかったのか区別できません。カルテにデータが存在していなかった場合は空欄ではなく、なるべく「NA: Not available」と欠損であることを明記すべきです。

Menopause（閉経）

このデータは Yes または No（それぞれ有り、または無しという意味）で入力されています。0 or 1 での入力より間違えにくい形のためそこは評価できますが、1 列目のデータは男性にも関わらず閉経が有りとなっておりデータ内に矛盾が生じます。本来男性であればすべて No とすべきところです。単なる入力ミスなのかもしれませんが、よくみると Menopause だけエクセルの変数名の右下の部分に三角マークがなく（黒丸部分）、エクセルのフィルタ機能がこの列だけ適応されていないことが読み取れます。データを並び替える際に、Menopause の列のみ処理が行われずすべてのデータの順序がバラバラになってしまったために生じたエラーの可能性が高いです。

入力間違いは 2〜3% 程度ある

最後に、先述したように経験的に日本人がデータ入力を行うと 2〜3% 程度で入力間違いが生じるので、ある程度の入力ミスは許容してしまうこともありです。ただし、リスクベースドモニタリングの考えに従って、アウトカム情報などの研究の結果に大きく影響するような項目だけは徹底的にチェックするようにして下さい。

極意 七の二

データのクリーニングでは以下を確認する
- 入力型に不一致がないか
- 外れ値がないか
- 有効桁数は統一されているか
- データ内矛盾がないか
- すべてのデータが正しく入力されているか
- 入力が事前に設定した定義に従って行われているか

7.3 解析と解釈
自分だけが視える世界がある

解析用のデータセットが完成すると、次は解析の段階に入ります。解析というとソフトを使ってボタンをポチポチ押して要約統計量や検定結果を算出するだけの作業のように思われるかもしれませんが、一番重要なステップは出力された結果を医学的に解釈していく作業になります。

データの解釈とは？

データの解釈とは「得られた結果が何を意味するのかを十分に吟味し、自分なりに咀嚼していく」作業のことです。「**データが何を語ってくれているのかを見極めること**」が非常に重要です。そして、実はこのデータの解釈は経験が非常に物を言う作業です。エキスパートであれば、要約統計量を解釈するだけでも非常にたくさんの情報を引き出すことができます。

したがって、このデータの解釈においては第3講でお話した On the Job Training を受ける機会をぜひ設けて欲しいと思います。データの解釈における実力は、経験者と初学者で最も差がつくポイントであり、天と地ほどの差が存在します。しかも、その差を言語化することが最も難しい領域でもあります。

やや抽象的な表現ですが、データの解釈力が身に付くということは、**自分だけが視える世界が存在する**ことに非常によく似ています。順を追って説明していきたいと思います。

医学はよく、サイエンスでありアートであると表現されます。そしてサイエンスとアートの違いを考えると、絶対的にそれが正しいか正しくないかを証明できるかどうかで区別されているように思います。

サイエンスは絶対的な正しさを証明可能で、アートは時代や背景によって価値感が変化し、絶対的な正しさというものがありません。そして医学はこの両方の要素を備えている稀な学問であり、手術にしろデータの解釈にしろ、医師の実力というのはこのアートの部分で差が出ることが多いように思います。

何が「視える」のか

次の左側の絵を見て下さい。1877 年にギュスターヴ・カイユボットによって描かれた有名な絵、タイトルは『パリの通り、雨』です。次に右側の絵を見て下さい。こちらは歌川広重の『大はしあたけの夕立』（1857 年）です。どちらも非常に有名な絵です。

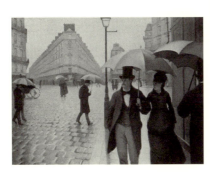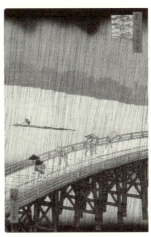

(Wikimedia Commons より引用)

この 2 枚の絵の絶対的な違いが何かわかりますか？　いずれも「雨」がキーワードとなっていますが、実は歌川広重の『大はしあたけの夕立』は「雨」を線として描写した絵ということで、当時の芸術家に大きな衝撃を与えた作品だったのです。確かに左のカイユボットの絵では、雨は傘と濡れた光沢のある地面によって表現されていますね。『大はしあたけの夕立』が世に知れわたる以前は雨を線で描写するこ

とは珍しかったのですが、今ではそれが当たり前の手法として確立されています。皆には描写に値する像として見えてなかった雨粒が、歌川広重には線として視えていたということです。

データが語りかけるものがわかるようになる

皆に見えていないものが視える。データの解釈力というのはまさにこの表現がぴったりのように思います。臨床研究で非常に面白いのは「先生にしか視えていない世界が存在する」という現象が生じることと考えています。私が支援した医師に聞くと皆、「世界が広がる」と表現しますが、**データが語りかけてくるものがわかるようになってくると臨床のレベルが一段深くなる**というのはこのためだと思います。

解析はソフトとマニュアルがあれば誰でもできますが、臨床経験に基づいた解釈は臨床医にしかできません。臨床研究で医学統計自体が寄与する割合が1割にも満たないと私が考える理由は、結局は**臨床的なセンスに基づくデータの解釈ができてはじめて現場で応用できるような Clinical Implication の高い価値ある研究になる**と考えるからです。

最初はメンターがいないとなかなか難しいかもしれませんが、皆さんにはぜひ臨床経験に沿ったデータの解釈のスキルを磨いていただければと思います。

七の三
- データの解釈は On the Job Training を受けるべし
- 解釈力が身に付くと、自分だけにしか視えない世界が現れる

7.4 有意差が出なかったときこそチャンス
素直にデータを解釈する

　データを解釈する上で、有意差があるかないかは一つの重要な指標になります。臨床研究のリテラシーが高くない日本においては、未だに「臨床研究は有意差がつかない限り意味がない」というような風潮が根強く残っていますが、そうではありません。

「統計学的に有意」とは

　まず最初に「統計学的に有意」とはどういう意味か簡単におさらいをしておきましょう。統計学的検定（解析）を行うとp値と呼ばれる指標が出力されます。このp値とは「差がない確率」を示します。医学論文では、ほとんどの場合p値が0.05未満、すなわち1/20未満となれば差がない確率が低いということで統計学的に「有意＝差がある」と判断します。

　例えば、コインを投げて表が連続4回出現する確率は$(1/2)^4$で1/16、5回連続で出現する確率は$(1/2)^5$で1/32です。4回連続表が出ることは可能性として十分認められても5回連続で表が出るような場合には偶然とは考えにくいと判断するわけです。

　一方で、p値が0.05以上の場合は統計学的に「差があるとは言えない」ことになります。けっして「差がない」とは断定できない点に注意して下さい。さらに初学者がよく陥る間違いとして、p値は低ければ低いほどよいという考え方があります。一般に症例数が増加するほど差が小さくてもp値は低値となりますので、結果を解釈する際にはp値のみにとらわれず、どれほど臨床的に重要な影響があるのかという点に注意する必要があります。

　そして、このp値に関して、「有意になると思っていたが0.05未満

にならなかったのでこの研究はダメだ」とすぐに捨ててしまう人が非常に多いように思います。また、既存の概念と真逆の結果が得られ臨床的に解釈が難しい場合も、その結果をすぐに捨ててしまいがちのように思います。

予想外のデータにはヒントが隠されている?

しかし、データは嘘をつきません。私は、上記のような結果が得られたときはむしろチャンスだと考えています。**意外なデータや意外な結果ほど新しい真実につながるヒントが隠されている**ものです。そして真理にたどり着いたとき、過去のすべての論文の結果を一元的に説明可能な一本の道筋が見えてくるのです。

私の研究結果もその多くが想定外の結果を形にしたものです。例えば、私は大学病院勤務時に心臓移植が必要なレベルの超重症心不全の患者さんの場合、心臓が拡大している人の方が予後が良いという結果を報告しました。これは当時一般的であった考え方に逆行する結果で、私も想定していませんでした。しかし、その後の検討で超重症患者に限定した場合には、1回拍出量を保つメカニズムとして心臓が大きくなれることが一つの重要な素因であるという方向でコンセンサスが得られ、この研究の結果をもって学会で賞をいただき英語論文として発表することができました。

臨床研究を行う際には、自身の集めたデータとその解析結果をきちんと信頼してあげた上で、データオリエンテッドな解釈に基づき論文のストーリーを展開していくようにすると臨床の奥深さをより強く実感できるようになると思います。

七の四
有意差が出なかったとき、すなわち自分の思い通りにいかなかったときこそ臨床の真理に一歩近づいている可能性がある

7.5 リテラシーを身に付ける
剽窃（ひょうせつ）と捏造（ねつぞう）問題

　研究リテラシーは、研究全体で必要とされる非常に重要な能力ですが、特にデータ解析に際して高いリテラシーが求められるため、ここで説明します。

　というのも、データの捏造に近いような改ざんを悪気なく行ってしまおうとする人がまだまだ非常に多いからです。信じられないかもしれませんが、「この症例がなかったら結果が思い通りにいくからこの症例は研究から外していいですか？」といったことを平気で尋ねられるのです。また、1000症例のエントリーがあるレジストリーで5年予後が実際には50例分も揃っていないにも関わらず、この結果は1000例のデータに基づく5年予後の結果だという形で海外で発表までしてしまっているような人も見受けます。それも大学の教授レベルの人がです（汗）。もちろん前者は恣意的な症例の選択は止めるように説明しますし、後者のレベルになるとサポート自体をお断りさせていただいています。

　もう少し身近な話題に移しますと、例えば学会発表で「ちょっとこれは恣意的な解釈や解析をしすぎではないのか？」とモヤモヤする発表を見たことがある先生も多いのではないでしょうか。

　しかしながら、現在の日本がそういう状況であるということから目を逸らしていては、なかなか状況を改善させることができません。ここで今一度、最低限の研究リテラシーについて復習しましょう。

　臨床研究において特に問題となることが多いのが、**他者のデータや文章をそのままコピペしてパクる「剽窃」**と、データ等を懇意的に書き換えたりする**「捏造」**です。

第7講 最速最短の極意⑦ データを集めて評価する

まず、非常に当たり前の話ですが、

"剽窃や捏造がバレた時点で科学者としての人生は終わりです"

普通の感覚ですと、倫理的にそういったことをしないのが当然のことです。しかし、現実には、先述したような例があるので、リスクが高すぎてやらない方がよいということもお伝えしておきます。

剽窃は、iThenticate と呼ばれる他人の論文との文章の一致率を網羅的に確認するようなソフトで一瞬で見つけられます。データの捏造は臨床研究の経験が豊富な人が見れば、「これは怪しい」ということが結果を見るだけですぐにわかります。

特に日本では多くの問題が発生している

しかし、これだけ論文の捏造問題に関して世間で騒がれていてもまだまだこの問題が解決に向かっているとは言い難い状況です。事実、2017年7月時点における生命科学分野の撤回論文数のワーストワンは日本人で183編、ワースト10に2人、30位内に4人も名を連ねています。悪名高きディオバン事件も研究リテラシーの低い一部の研究者のデータ捏造によって引き起こされました。

また、悪意がなくとも研究リテラシーが低かったため研究が上手くいかなかった事例も多く存在します。

例えば Under ATP（Eur Heart J. 2015;36:3276-87）という約2000人の患者さんをエントリーした医師主導臨床試験では、RCTの割り付けプログラムにミスがあり交絡因子のバランスが取れないような割り付けが行われました。さらにこの事態に研究が終了するまで気付かなかったようです。割り付けプログラムにミスがあるかどうかは、研究前の簡単なチェックで確認できますし、データモニタリングがし

っかりしていれば割り付けプログラムに間違いがあったことに研究の初期の段階で気付けたような事案ではないかと推察しています。

また第5講でお話しした Heart and Brain という iPhone アプリの研究プロトコール違反事件も、同様に低い研究リテラシーに起因して生じた問題だと言えるかと思います。

このように見てみますと、臨床研究で問題を生じた事案の多くが、私の専門領域とする循環器内科絡みであり若干申し訳ない気持ちになってきます（汗）。

いずれにしても、剽窃や捏造はバレた時点で科学者としての人生が終わるほどのハイリスクな行為であることを十分に理解して下さい。また、自分の臨床研究の実力を越えるような研究を行う場合にはそれに相応しい経験を積んだメンバーを共著に入れるなどの**謙虚な姿勢**で研究に携わることが重要だと思います。知識も実力も経験もないのに大きな手術に挑む人って臨床でもたまにいますからね。本来はそういう無謀な人に周りがストップをかけられるような仕組みも必要だと思います。

解析結果の Confirmation 作業をしよう

また、悪意のない解析間違いと捏造を見分けることは容易ではありません。したがって、データの解析結果に関しては、必ず共著者の誰かに間違いがないかどうかを再計算して確認してもらうようにして下さい。私はこれを**結果の Confirmation 作業**と呼び、私の指導研究に関しては必ず自分で再解析した上で結果に間違いがないことを確認するようにしています。

これまで数多くの研究を行ってきましたが、最初の1回目で結果が100%一致したことは未だにありません。人間は間違える生き物です

から、それを前提として、重要なデータや解析結果の誤りが極力減るような仕組みを取り入れましょう。

七の五
- 剽窃や捏造はもってのほかである
- 「人間は間違える生き物である」という前提に立ち、解析結果はダブルチェックすべし

第7講のまとめ

★ データ収集で気を付けるべき8つのポイント
　①収集項目は最低限に絞る
　②二度手間を避ける
　③情報量を落とさない
　④データ収集用のファイルと解析用のファイルは別にする
　⑤データ収集用のファイルにはエクセルの並び替え（ソート）機能を使わない
　⑥毎回進展するたびに新しいファイル名にして保存しておく
　⑦個人情報は入れない＋パスワードを設定しておく
　⑧完璧なデータ入力を目指さない

★ データのクリーニングでは以下を確認する
　・入力型に不一致がないか
　・外れ値がないか
　・有効桁数は統一されているか
　・データ内矛盾がないか
　・すべてのデータが正しく入力されているか
　・入力が事前に設定した定義に従って行われているか

★ データの解釈は On the Job Training を受けるべし

★ 解釈力が身に付くと、自分だけにしか視えない世界が現れる

★ 有意差が出なかったとき、すなわち自分の思い通りにいかなかったときこそ臨床の真理に一歩近づいている可能性がある

★ 剽窃や捏造はもってのほかである

★ 「人間は間違える生き物である」という前提に立ち、解析結果はダブルチェックすべし

第8講 最速最短の極意⑧ 抵抗勢力と共著問題をクリアーする

本講の内容
1. 抵抗勢力の存在を知ること
   あなたが論文を書くと困る人がいるんです
2. 上司の壁
   ポジショントークの存在を意識する
3. 共著問題をクリアーする
4. 間接部門の壁

第8講 最速最短の極意⑧ 抵抗勢力と共著問題をクリアーする

本講では、臨床研究を行う上で必ず乗り越えなければならない**抵抗勢力**と**共著問題**について説明していきます。おそらくこの話題について章を設けて説明しているような臨床研究の教科書はないと思いますが、日本で臨床研究を行う上でこの話題は避けては通れません。

というのも、日本ではこれらの問題によって実に多くの若い芽が潰されているからです。指導医にあたるレベルの先生が本講を読むと気分を害することもあるかと思いますが、ここは未来ある若手医師への忠告を優先させていただきます。

8.1 抵抗勢力の存在を知ること
あなたが論文を書くと困る人がいるんです

なかなか信じられないかもしれませんが、皆さんが研究を行う過程でおそらくかなりの確率で何らかの抵抗を受けます。しかも、先生が信頼していた同僚、先輩、上司から殺られることがあります。純粋無垢なまま無防備でいると大きな精神的ダメージを受けてしまいます。まずは**抵抗勢力が出現する**ことがある、ということを知っておいて下さい。

抵抗勢力が皆さんの足を引っ張るモチベーションには、主に2種類あります。

負担回避を目的とした圧力
1つ目は負担回避を目的とした研究への圧力です。人間は変化を嫌う生き物ですから、皆さんが臨床研究を行うことによって、日常業務で一手間負担が増えるようなことにつながる場合は、関係部署の人は激しく抵抗し、皆さんが研究を行えなくなるように様々な圧力をかけてくるでしょう。ただ、こういった事案に関しては、比較的原因がわかりやすいので、できるだけ第三者に負担をかけないように研究を遂

行したり、日頃からその部門の人たちと密にコミュニケーションをとって仲良くしておくことなどで回避可能です。

嫉妬に伴う圧力

2つ目が厄介で、嫉妬に伴う圧力です。皆さんが臨床研究を始めると同僚や先輩は置いてきぼりを喰らったかのように感じます。能力のない上司は、自分に経験がないことをされると指導できないのでそれを隠すために「お前にはまだ早すぎる」などの言葉で圧力をかけてきます。

このような人達には、実力で皆さんと勝負して勝ちにいくというマインドはなく、足を引っ張って引きずり落とすことで自分が優位に立とうという考え方をします。皆さんがどんどん能力を伸ばしていくのが怖いのです。「僕を置いていかないで！！」という心の叫びが嫉妬による圧力として皆さんにのしかかります。そして嫉妬に伴う圧力は、時に倫理に反し、常識の範囲を超えて襲いかかってくる可能性があります。

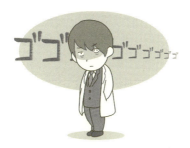

嫉妬は恐ろしい

しかし恐れることはありません。このような圧力には適切な対処方法があります。また、嫉妬で先生の邪魔をしてくるような人は自分の貴重な時間を他人の足を引っ張ることに使っています。その間も皆さんは一生懸命に臨床研究に取り組み能力向上のため努力を続けます。

そして最後には実力の差はどんどん開いて、もはや絶対に追いつけないレベルの差が開きます（笑）。

　私の業績を見て、さぞ順風満帆に来たのだろうと思っている方も多いかもしれませんが、人生はそれほど甘くありません。私も苦汁を舐め、泥水をすすって前進してきたのです（笑）。

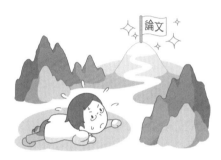

泥水をすすって前進するのが当たり前

　所属する組織・施設によっては10の努力で1しか前進しないということもザラにあります。私が指導してきた医師の多くも、多かれ少なかれこのような圧力を経験し乗り越えてきました。本講では、これらの問題に対してどのように対応するべきかを余すところなく公開いたします。ぜひ参考にして壁を乗り越えて下さい。

 八の一
臨床研究を始めると抵抗勢力が現れることを肝に銘じよ

8.2 上司の壁
ポジショントークの存在を意識する

　研究を進める上で最も問題になることの多い抵抗勢力が上司です。直接的に様々な嫌がらせをしてくる人もいますし、無自覚に研究の進

行を止めてくるような人もいます。ここでは、このような抵抗勢力となる上司を、研究を潰しにくるという意味で「**クラッシャー上司**」と名付けた上で、その傾向と対策について解説しましょう。

クラッシャー上司とは

まず、クラッシャー上司の典型的な性格です。クラッシャー上司は年功序列制度の影響を非常に強く受けているため、下には厳しい一方、上からの指示には逆らえないような性格であることが多いです。また、能力は低いのですがプライドは高い場合が多いです。

研究の指導を依頼しても、発言内容や方向性がコロコロと変わります。例えば、ある程度データ収集が終わって解析を始めた時点になっていきなり「これだとダメだな」などと言って研究をデザインからやり直させるような、ちゃぶ台返しタイプの指導をします。また、データを素直に解釈して臨床に応用する能力に乏しいため、自分の思い通りの結果が出ない限り論文作成に取り掛からせてくれません。指導内容も枝葉末節にとことんこだわり大局的な視点が欠如しており、典型的には研究の指導をお願いしているのにも関わらず指導内容のほとんどが「てにをは」や「a と the の違い」などの日本語や英語の修正に終始します。また「お前は全然ダメだ」的なネガティブワードを多用します。

このような経緯から、クラッシャー上司はだいたい途中で依頼者から見切りを付けられてしまいます。クラッシャー上司に見切りを付け切れる人はたいていが元々非常に優秀なので、私がサポートを開始するとあっという間に研究が進みます。研究が上手くいき始めるとクラッシャー上司は面白くありません。

そうすると今度は上司という立場を利用して様々な嫌がらせをしてくるようになります。個別事案は山のようにありますが、例えば当直

第8講　最速最短の極意⑧　抵抗勢力と共著問題をクリアーする

　回数を増やすといった形で身体的な負担をかけてきたり、大学院生の場合は外勤バイトを減らしたり出張費を未払いにして経済的圧力をかけてくることもあります。そのほか、罵詈雑言を浴びせたり医局のごみ捨て係に任命するなど精神的に追い詰めるような行動が見られます。果ては論文投稿時に必要となる共著のサインを拒否して論文を投稿できないようにする、といったような嫌がらせをしてくることもザラにあります。これくらいは普通によくありますので、まだまだ小型犬がキャンキャン吠えているレベルの可愛い嫌がらせではあります（笑）。

　また、性格上、上からの評価を非常に気にするため、様々な場面で自分を守るためのポジショントークを展開してきます。例えば、日本臨床研究学会で研究支援を行う場合、「私が共著に入ること」と「Acknowledgement に日本臨床研究学会からの支援であることを記載すること」の2つを最低条件にしていますが、この条件で日本臨床研究学会の支援が許可される可能性は大学で25％、市中病院で50％程度です。

　よくある断り文句は以下のようなものです。

> 「支援いただいて結構です。ただ、共著者と謝辞には名前を入れない条件でお願いして下さい。部外者のサポートがないと××大学では論文の作成ができないのか……との誤解を生みますので」

　昨今、共同研究は当たり前に行われていますので、著者の所属が多施設にわたること自体は珍しくありません。しかしクラッシャー上司は、医局の上役に自分の指導力がないと判断をされるのが嫌なため、自己保身からあたかも「大学に迷惑をかけないため仕方なく断っているんだぞ」などとポジショントークを展開してきます。

クラッシャー上司のいなし方

色々と見てきましたが、実はこの種のクラッシャー上司への対策は比較的簡単です。クラッシャー上司は年功序列制度という呪縛に強く縛られていますので、トップダウンの命令には従順です。

皆さんが臨床研究を行う際には、教授や部長等の部門のトップから許可を得ていると話を進めやすくなります。例えば、共著のサインをしてもらえないような場合には「教授から早く提出するように指示が出ているので、早目にサインをもらえますか？」的な話の流れに持っていくと、渋々ながらもすぐにサインを得ることが可能になると予想されます。

したがって、皆さんが研究を進めやすいような証拠となる言質を、可能な限りメールなどの文章の形で部門長から得ておくのが得策です。一方で「クラッシャー上司には嫌われてもいいので研究を前に進める」という先生自身の覚悟も必要です。

ただし、部門長がクラッシャー上司の場合はもうどうしようもありません。サクッと見切りを付けて施設を変わるか、部門長には内緒にして外部で臨床研究のスキルを身に付けるしかないように思います。

例えば、最近では研究が終了した後ある程度の期間が経ったデータベースが公開されているケースもちらほら存在します。申請さえ行えば自由に使えるので、外部機関の倫理審査委員会を利用して倫理審査を通して独自に研究を行うことも可能です。その場合、こちらから言わない限りは上司に見つかる危険はほぼゼロですし、特に見つかったところで問題がある行為をしているわけではないので、文句を言われても無視すればよいと思います。

最後に、あまりお勧めしませんがクラッシャー上司と正面から喧嘩

するのも一つの選択肢です。私の指導してきた医師の中にも、典型的なクラッシャー上司から様々な嫌がらせや圧力を受けていた人がいましたが、一度チーム会議で上司のことを怒鳴りつけてからはまったく圧力をかけてこなくなったようです。クラッシャー上司は年功序列制度に支配されているマインドを持っているため、まさか自分が立場の下の者から逆らわれるとは微塵も思っておらず、意外と防御力は弱いことが多いのです（笑）。

八の二
典型的なクラッシャー上司はトップダウンの命令に従順である。そこを突けばよい

8.3 共著問題をクリアーする

抵抗勢力という話の中で、**共著問題**というものがあります。

共著者とは

共著者は co-author（コ・オーサー）と呼ばれ、一緒に研究を行った仲間であり、論文に名前が掲載されるぐらい科学的な貢献のある人物のことです。

論文で著者と認められる基準は一般的に International Committee of Medical Journal Editors（ICMJE）の規定に従うことが多く、以下の4つの基準を"すべて満たす"人が該当します。

ICMJE の著者の基準

①研究のコンセプトやデザイン、またはデータの取得・解析・

> データの解釈に重要な役割を果たした
> ②論文の重要な学術的要素に関する記述、または極めて重要な修正を行った
> ③論文の雑誌掲載に関して承認できる
> ④研究に関して正確性や誠実性を保証でき、疑義が生じた場合に説明責任を果たせる

共著には、大まかに説明すると一般に次のような種類があります。

> - **筆頭著者（1st author）**：著者のうち論文作成に最も貢献した人。論文の一番最初の位置に記載する
> - **第二著者（2nd author）**：指導的立場をとった人として二番目の位置に記載する
> - **Last author**：研究チームを統括する立場にある著者。一番最後に記載する
> - **責任著者（Corresponding author）**：研究全体に責任を持ち、雑誌との連絡を担当する著者。2nd author が Corresponding author を兼任することが多い

共著でどんな問題が発生するのか？

この共著論文の数がアカデミックな業績とカウントされるため、日本ではやたらに色々な人がこの共著者としてのポジションを主張してくるのです。そしてそれが様々な問題を引き起こし、場合によっては研究が終了しているにも関わらず論文が投稿できずにお蔵入りになることもしばしば見聞きされます。

例えば、研究を行う上で病院のカルテから患者さんのデータを集めるわけですが、「その患者を診療したのは自分なので共著に入れろ」とか、「論文で主張している話の一部はそもそも自分が臨床でやっている工夫でアイデアを提供しているので共著者に入れろ」とかですね。

このように ICMJE の基準を満たさないにも関わらず共著の権利を要求してくることは非常に多く、これは国際的にも **Gift authorship** 問題として扱われています。

一方で「あいつは嫌いだから共著から外せ。さもなければ共著者として論文の投稿にサインしないし投稿自体を認めない」といった類の圧力をかけてくる共著者も多く、著者の基準を満たす人物の貢献が論文化の過程で隠されることも、国際的には **Ghost authorship** 問題として議論の対象になっています。

ここまでは共著問題の中でも特に authorship そのものに関連した問題ですが、その他にも論文の記載内容や表現に関して、**著者全員のコンセンサスがなかなか得られない**というような状況もよく経験されます。一方の意見を立てれば他方が立たず、という状況が永遠に繰り返される場合です。論文の一部を修正するたびに、他の人から追加の修正依頼がくる状況です。

共著問題への対策

以上をまとめると、共著問題では authorship そのものと、論文の記載内容にコンセンサスが得られないという 2 つの問題で研究が前に進まなくなるリスクがあります。これらの問題を全員円満に収まるように解決することはほぼ不可能ですから、場合によっては誰かの意見を拒絶する必要があります。このような問題を確実に突破するためには、**最初に各種の問題に対する決定権を誰が持つか明らかにしておく**のがよいと考えています。

なお、日本臨床研究学会の支援案件では、可能な限り最終決定権までを含めて我々に委任していただくようにお願いしています。実際に、上記のような問題が発生した際には、我々の研究内容に賛同して共著として入るか、それとも賛同せずに共著から外れるか 3 日以内にどち

らか判断して返事をするように、といった旨のメールを該当の共著者に対して送ります。3日以内に返事がない場合には共著から外して投稿するという旨の記載を添えてです。

この共著問題は非常にセンシティブですが、外野の声に右往左往して研究を形にできないということは筆頭著者だけの問題だけでなく、これまで協力してくれたスタッフや患者さんの善意を裏切る行為になるという気持ちで、私自身は上記のような対策をとっています。

ただし、事なかれ主義を美徳とする日本社会では私のように強く出られない人の方が多いのも事実です。頑張った人が損をする今の日本の現状に風穴を開ける必要があると強く感じており、その現状を打破するために本書が少しでも役立てば幸いです。

八の三
- 共著問題では authorship そのものと、論文の記載内容にコンセンサスが得られないという2つの問題で研究が前に進まなくなるリスクがある
- それを回避するために、研究開始段階で各種の問題に対する最終決定権を決めておくのがよい

8.4 間接部門の壁

臨床研究における抵抗勢力として、初学者が潰される原因のほとんどがクラッシャー上司によるものか、共著問題によるものです。しかし、その他にもいくつか知っておくべきポイントがあります。ここでは臨床研究サポート部門としての事務、経理、臨床研究支援室、倫理審査委員会といったいわゆる間接部門が壁となるケースに関して簡単

第8講 最速最短の極意⑧ 抵抗勢力と共著問題をクリアーする

に説明します。

そもそも、これらの間接部門は、少し離れた立ち位置から臨床研究が上手く進行するように調整する役割を担っているはずです。

しかし、皆さんが主任研究者の立場でプロジェクトを進めることになると、間接部門から要求される非常に煩雑な手続きや非現実的な要求に疲弊させられることが多くなると思います。サポートを期待していた部門から実質的にブレーキを掛けられるので、フラストレーションをため込んでしまう危険があります。しかし、そこでついつい熱くなって間接部門と喧嘩をしてしまうと研究の進行が停滞してしまいかねません。これら間接部門とはある程度上手く付き合っていく工夫が必要となります。

そこで、まずは間接部門と付き合うにあたり、間接部門特有の考え方を知る必要があります。相手の行動が予測できれば期待を裏切られて心を折られることなく、問題解決に向けて取り組む余力が生まれると思います。

間接部門の行動原理

間接部門の仕事は「問題を発生させないように研究者にルールを守らせること」と言えるかと思います。何らかの問題が生じた場合、マネジメントを担当する間接部門の責任問題になります。このとき、彼らの強力な行動原理は「彼ら自身の責任を回避すること」であると考えると、彼らが次にどのような行動をとるか、非常に明確に予測することができます。

「**手続きをどれだけ守らせて、自身が責任を負うリスクを最小化できるか**」ということが、彼らの評価基準になります。一方で、我々研究者側は仕事の効率化を目指して最適解を探ろうとします。評価軸が

根本的に異なるのです。そのような相手に対して、要求される手続きが理不尽だからそれを変更させようとしても、莫大な労力と時間コストがかかります。正論を言って相手をするのは非常に非効率です。

そのような観点から、基本的に間接部門との対立は避け、余計なストレスを新たに抱え込まないよう、間接部門の言うことには素直に従うのが、一番遠回りのようで実は近道なのではないかと考えています。

間接部門のいなし方

一方で、どうしても間接部門を説得する必要が出てくる場合もあります。例えば、侵襲的な研究を行おうとする場合、倫理審査委員会に保守的な考えのメンバーが一人でもいると、承認作業が非常に骨の折れる仕事になります。しかし、ここはどうしても相手を説得する必要があります。

そのような場合には、**相手の責任を回避してあげるような提案を行う**ことで壁を突破しやすくなります。「医学は確率論の学問であり、臨床での治療には不確実性を伴います」などと正論を一生懸命説明しても相手にはまったく響きません。どうするかと言うと、例えば、「他大学では似たようなケースで承認されている」といった情報や、何か疑義が発生したときに彼らが言い訳をできる情報を積極的に提供することで承認が得られる場合も多いのです。

場合によっては、逆に相手の責任問題に発展する可能性を匂わすことも有効です。間接部門の行動原理は責任回避にありますので、逆に「このままだとあなたの責任問題になりませんかね？」的な発言で圧力をかけることはそれなりに効果があります。もちろん、窮鼠猫を噛む状態に陥らないように、必ず相手の逃げ道を提示しつつ交渉する必要があります。経理部門が相手であれば、「煩雑な手続きの多くはローカルルールであり、国としてはそのようなローカルルールを廃止す

ることを期待している」といった情報は武器になります。

衆議院議員である河野太郎氏の公式サイトで2016年12月11日に公開された記事「まだまだ研究者の皆様へ」には、各施設で採用されている読むだけで身の毛のよだつ（笑）ローカルルールのリストが提示されています。この機会に読んでみて下さい。

八の四
間接部門と付き合うには「自身の責任を回避する」という彼らの行動原理を理解した上で、基本的には要求に素直に従うのが得策

さて、ここからは応用編として「普通ここまでするか（汗）？」と感じてしまうような圧力を受けた実際の事例を「本当にあった怖い話」と題して2つご紹介したいと思っていたのですが、「あまりにも怖すぎる」という助言を受けたため本書では自粛します。興味のある方は講演の際にでもお声がけ下さい。そっとお教えいたします。

第8講のまとめ

- ★ 臨床研究を始めると抵抗勢力が現れることを肝に銘じよ
- ★ 典型的なクラッシャー上司はトップダウンの命令に従順である。そこを突けばよい
- ★ 共著問題ではauthorshipそのものと、論文の記載内容にコンセンサスが得られないという2つの問題で研究が前に進まなくなるリスクがある
- ★ それを回避するために、研究開始段階で各種の問題に対する最終決定権を決めておくのがよい
- ★ 間接部門と付き合うには「自身の責任を回避する」という彼らの行動原理を理解した上で、基本的には要求に素直に従うのが得策

第9講 最速最短の極意⑨ 学会で発表する意義

本講の内容
1. 学会発表を行うメリット
2. 学会発表を上手く行うコツ
3. 学会発表で生じるデメリット
4. 学会発表と論文は月とスッポン
   Publish or Perish

第9講 最速最短の極意⑨ 学会で発表する意義

 臨床研究を行うと、論文を作成する前に何度か学会で発表することが多いと思います。本書では臨床研究の実施と論文作成のノウハウをテーマにしていますが、せっかくなので発表と論文の違いや発表を行う意義に関して、本講で簡単に解説します。

9.1 学会発表を行うメリット

学会発表には次の3つのメリットがあります。

> ①伝える力が身に付く
> ②自身の研究に関して学術的なフィードバックが得られる
> ③ネットワークを構築できる

初めて発表をする場合は、地方会であることが多いと思います。地方会の発表時間は、一般に5分程度です。発表の練習を初めてやってみると、5分で自分の考えを伝えることが非常に難しく感じるのではないでしょうか。

これは、何を伝えるべきか優先順位付けができていないため、問題の本質を抽出する能力が足りず、簡潔にポイントを伝えられないことに起因していると思われます。発表を繰り返すことで、情報に対して論理的に優先順位付けを行い、簡潔に情報を伝える能力が身に付いていきます。そして、その伝える能力は発表するときだけでなく、論文を書く際にも非常に役に立ちます。

また、学会で発表を行うことで、色々な人から多様な視点でフィードバックが得られます。自分では気付かなかった新しい視点のコメントをもらえたり、より有効な手法について意見をもらえることもあります。

したがって、発表を行う際にはたくさん質問されるような発表を目指すのがよいでしょう。たとえ質問時に上手く答えられなくとも、考えるきっかけになりますし、場合によってはその場で質問者に意見を求めることも可能です。

先生の発表が興味深いものであれば、発表後に交流が生まれ、その分野のエキスパートとネットワークを構築できるようなこともあります。特に、海外の権威ある学会で毎年発表しているような医師の考え方や視点は非常に参考になります。ある程度日本で発表経験を積んだ段階で、積極的に海外での発表に挑戦するのがよいでしょう。

メリットは理想論にすぎない

ただし、今説明したような学会発表のメリットは理想論に基づくメリットとも言えます。実際には、時間の都合で十分な議論やフィードバックに発展しないことも多く、なんとなく惰性で発表しているだけの人が多いのも事実です。

サポートをしている医師には、優秀なメンターに恵まれているのであれば、基本的に学会で発表するメリットはほとんどないと私は説明しています。

九の一
学会発表には理論上次の3つのメリットがある
①伝える力が身に付く
②自身の研究に関して学術的なフィードバックが得られる
③ネットワークを構築できる

9.2 学会発表を上手く行うコツ

学会発表で気を付けるべき点は一点のみです。

"スライドをシンプルに作る"

これに全力で取り組むことが非常に重要です。学会発表では、限られた時間の中で研究の全体像を伝えなければなりません。聴衆がストレスなく処理できる情報量まで、いかに伝える内容を削ってスライドをシンプルに作成できるか、これがすべてです。

字は少ない方がよいですし、遠くからでも見えるように大きいフォントでスライドを作成して下さい。スライドの下4分の1くらいは前の人の頭で見えないので重要なことは載せないようにします。また、字よりも図表を多く使用しましょう。

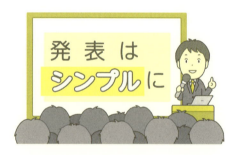

スライドの構成は論文と同じです（論文の作成方法については第11講で詳細に説明します）。

① 研究を行うに至った背景
② 研究の目的
③ 方法（対象患者の選別方法、評価方法、統計解析手法）
④ 結果
⑤ 考察
⑥ 研究の限界
⑦ 結論

　この「スライドをシンプルに作る」のが意外と難しく「言うは易し」の好例です。自分の研究にはやはり愛着があるので、たくさんのことを伝えたくなり情報を詰め込みすぎてしまうのです。

発表の練習のコツ

　また、発表に備えて何度も予行練習することも初めのうちは重要です。その際、原稿を作って暗記するようなやり方をしていると何度練習をしようが実力は伸びません。この練習だと、本番で言い間違えた時点でフリーズしてそれで終了になってしまうことが多いからです。**発表スライドの中に言いたいことを思い出せる程度のキーワードをちりばめておきましょう。**いつも皆さんが患者さんにしているように、自然に説明が出てくる状態までもっていくことが最終目標です。初めのうちはどんなに失敗しても構いません。原稿なしで発表できるように努力しましょう。英語での発表も同様です。

　練習するときは、内容がシンプルでわかりやすかったどうかを中心に同僚に評価してもらいましょう。普通のペースで話しても必ず発表時間内に収まるかどうかも気を付けて下さい。収まっていないようであれば、発表時間に対して情報が過剰です。

極意 九の二
- スライドはシンプルに作る
- 原稿なしで発表できるようにする

9.3 学会発表で生じるデメリット

皆さんはあまり意識していないかもしれませんが、研究を論文として報告することを前提とすると、学会発表にはいくつかデメリットが伴います。

アイデアを真似される

最初に、学会で発表することで研究のアイデアを真似される可能性があるという点には注意が必要です。先生の演題が素晴らしければ素晴らしいほどその可能性は高まります。アカデミックな施設では必ず論文化してから発表をする、という手順を踏む施設もあるほどです。

私の経験で言うと、初めて American Heart Association で発表した演題はコンセプトをあっという間に真似されてしまいました。初学者であったこともあり初回の学会発表から論文化まで1年程度を要したため、自分が論文の原稿を書き上げたときには既に先行研究が報告されているという状態になってしまっており、アクセプトまで相当苦労させられました。第5講で出てきた Feasibility が他の施設でも高いような演題は、すぐに真似されてしまう可能性があります。一方で、自分の所属施設以外ではそもそも研究の施行自体が無理だろうといった演題であれば、アイデアを真似される可能性が低いため、そのようなリスクを考えずに発表できるでしょう。

新規性が低くなる

次に、論文化する際には新規性があった方が受理される確率が上がるのですが、先に学会で発表すればするほどその知見は多くの人に知られてしまいます。そのため査読者が評価する頃にはアイデアが古臭くなってしまい、評価を下げてしまう危険もあります。回転ずしで長時間何度もぐるぐる回っているお皿の上でお寿司のネタが乾燥してガ

ビガビになってしまっているようなイメージです。もう誰も手に取らないですよね。

学会発表で満足してしまう

また、日本の学会はお世辞にもレベルが高いとは言えません。そのため、研究に対するフィードバックが十分に得られないことが多いのですが、それを、自分の研究が素晴らしいからフィードバック（＝批判）がないと勘違いしてしまうと厄介です。

また、中には「自分は国際学会で何度も発表しているので論文を書いたことはないが十分なパフォーマンスを発揮している」と思い込んでいる人もいます。しかし後述するように、学会発表と論文発表の間にはアカデミックなクオリティーに月とスッポンほどの歴然とした差があります。「論文は持っていないが発表はたくさんしてきた」という主張は、普通に考えるとクオリティーの低い仕事しかできないことを証明しているだけのことが多いのです。学会発表は、最低限の科学的ロジックがなくとも誰でもできるのです。井の中の蛙状態にならないように常に意識しましょう。

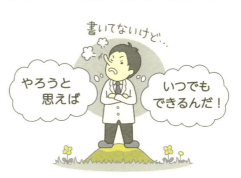

九の三

学会で発表するデメリットもある
- アイデアを真似される
- 新規性が低くなる
- 発表で満足して井の中の蛙に陥ることがある

9.4 学会発表と論文は月とスッポン
Publish or Perish

　なぜ、学会発表と論文の間には、アカデミックなクオリティーに月とスッポンほどの歴然とした差があるのでしょうか？　これは、発表で求められるアカデミックなクオリティーの最低ラインが、論文に比べてかなり低いからです。横軸に研究のクオリティーを、縦軸に発表または論文数の割合をプロットした場合、次の図のような分布を取るイメージです。

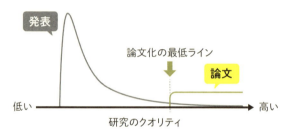

論文と発表のクオリティの違い

　論文をコンスタントに出している人の発表はもちろんレベルも高く学術的ロジックも完璧におさえられていますが、発表全体における割合は非常に低くなります。

論文にしなければ何の意味もない？

　そしてこの論文化の重要性は海外ではよく「**Publish or Perish**(パブリッシュ　ペリッシュ)」などと表現されます。つまり、「**論文として発表するか（publish）、研究者として落ちこぼれて滅びてしまうか（perish）**」というニュアンスの表現です。論文にしない限りは何の意味もない、というような少し過激な言い回しです。

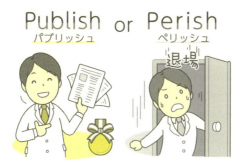

　最近では、Video on Demandで講演動画の視聴が可能な学会も出てきましたが、基本的に発表は参加者にしか内容を伝えることができません。英語で論文化することによってはじめて全世界の人にアクセスしてもらうことが可能となるのです。

　また厳しい現実として、先生が将来海外に留学するときアプライのために提出する履歴書には、招待講演やシンポジウムなどの一部の例外を除き学会発表の業績を書く欄はありません。100回発表をしても業績はゼロです。

　したがって皆さんには、「可能な限り研究結果を英語論文としてまとめる」ということを最優先の目標として欲しいと思います。

九の四
Publish or Perish という言葉をよくよく理解せよ

第9講のまとめ

- 学会発表には理論上次の3つのメリットがある
  ①伝える力が身に付く
  ②自身の研究に関して学術的なフィードバックが得られる
  ③ネットワークを構築できる

- スライドはシンプルに作る

- 原稿なしで発表できるようにする

- 学会で発表するデメリットもある
  ・アイデアを真似される
  ・新規性が低くなる
  ・発表で満足して井の中の蛙に陥ることがある

- Publish or Perish という言葉をよくよく理解せよ

Column ▶ 編集担当者のつぶやき　最速最短で本ができたという話

　医学書出版の世界に入って大分経ちますが、本ができるのに、企画立案から発行までだいたい1年〜1年半ぐらいというイメージを持っています。他業種の方には牧歌的ですね〜とよく驚かれます（弊社だけかもしれませんが……汗）。しかし！本書はまさに「**最速最短**」での発行となりました。

　原先生に企画打診のメールをお送りしたのが今年の夏お盆前。それから8月の終わりに初めてお会いし、企画が即決定。先生は怒涛の勢いで執筆を進めて下さり、なんと9月ひと月で原稿が完成。10月から制作を開始し、著者校正はこちらの期待を上回るスピードで進めて下さり、このコラム執筆時の11月8日現在で11月下旬の出来予定が立ち、ほぼ3か月での発行となりました。

　今振り返ると、この本で紹介されている極意（特にマインドセット）を原先生は駆使されていたのだと思います。この本で得た知識は、臨床研究だけでなく色んな場面で応用できるはずです。ぜひ活用してください！

第10講 最速最短の極意⑩ 英語能力を手に入れる

本講の内容
1. 英語力はどこまで必要か？
2. 日本人が英語を苦手とする理由
   英語と日本語の違いを意識せよ
3. リーディングとライティング
   語順を意識する
4. リスニングとスピーキング
   リズムと抑揚を意識する
5. 効率的な訓練方法
6. 英語学習は何歳まで可能か？

本書は、書名にもある通り研究結果を英語論文で発表することを最終目標として設定しています。それは英語で発表することによって先生の研究や考えが世界中の人に評価され、様々なフィードバックが得られる機会が増えるためです。

　しかし、日本人は英語学習で躓くことも多く、論文を執筆するとき、英語能力の問題が大きな壁として立ちはだかるケースも多いように思います。そこで本講では英語の必要性と学習方法について簡単にまとめていきます。

10.1 英語力はどこまで必要か？

　そもそも研究を遂行して論文で発表する中で、英語力は本当に必要なのでしょうか？

英語学習に費やす時間を考える

　もちろん英語能力はあるに越したことはありません。ここで考えるべきなのは英語学習に費やす時間です。何度も言っているように、臨床医にとって時間は最も貴重なリソースです。英語の学習に時間をとられて本来の目的である臨床能力の向上や研究の遂行に支障をきたすのであれば、そもそも英語学習に関しては見切りを付けるというのも一つの手です。

　最近は、非常に多くの学術論文向け英文翻訳・校正業者が存在しており、費用もかなり手頃になってきています。臨床研究で最も大切な部分はコンセプトの部分なので、自分以外でもできるような英文化の部分を思い切って外部委託（アウトソーシング）してしまうこともぜひ検討してみて下さい。皆さんの貴重な時間は、自分にしかできない知的作業等に集中投下するのが望ましいと思います。これも第2講でお話しした自己投資のマインドセットの一つの形です。

最低限必要な英語能力は？

　私の意見としては、英語能力は最低限、過去の文献を読める程度のリーディング力のみあれば十分であり、論文作成に必要なライティングや発表で必要なリスニングとスピーキング能力に関してはマストではないというスタンスです。もっとも、最近は Google の自動翻訳機能の精度も物凄いスピードで上がってきているので、近い将来にはリーディング力さえ不要になる時代がくるかもしれませんね。

　このような視点を持ちつつ、必要に応じて英語能力を身に付けていけばよいのではないでしょうか。

チャンスに恵まれることは確か

　ただ、そうは言っても本書執筆時点では、英語ができると周りから一目置かれる状況であることも間違いありません。日本人は英語が苦手な人が多いため、英語能力が高いというだけで日本で開催する国際学会での座長の依頼がきたり、海外から招待講演でくるような有名な先生と話す機会を得られたりと、様々な所でキャリアを伸ばすためのチャンスに恵まれます。

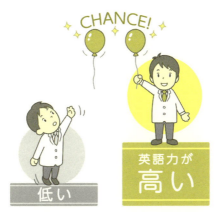

英語能力が高ければチャンスに恵まれる

そこで、次項からは効率的に英語能力を獲得するためのノウハウを簡単に説明していきます。まともに説明をすると本を一冊書けてしまうような内容なので、本質的な部分のみに絞ります。

十の一
- 英語能力は最低限、過去の文献を読める程度の
  リーディング力のみあれば十分である
- 論文化の際にはアウトソーシングも一つの手段として考える

10.2 日本人が英語を苦手とする理由
英語と日本語の違いを意識せよ

そもそも日本人はなぜ英語が苦手なのでしょうか？　それを理解しておくと「効率的に英語能力を獲得する方法」を考えやすくなります。

苦手としている一番大きな原因は、英語と日本語の違いをまったく意識できていないからではないかと考えます。これは、日本の学校教育で行われている英語教育の問題点と言い換えてもいいでしょう。

語順が違う

まず、英語と日本語で一番違うことは「**語順**」です。当たり前のことなのに、ほとんどの人がきちんと意識できていないように感じています。日本語では、大切な情報はすべて後回しになるような文章構造になりますが、英語では大切な情報から文章を構築していくのでまったく逆の文章構造になります（この点に関しては後ほど詳しく説明します）。日本人が書いた英語の文章は、語順が非常に日本語的で英語として理解しにくいため、これは日本人が書いたんだな、とすぐにわかります。

発音の仕方が違う

そして英語と日本語で決定的に違うもう一つの点が「**発音の仕方**」になります。英語はスペルアウトされた言葉に加えて、抑揚とイントネーション、そしてリズムがセットで揃ってはじめて言葉として成立する言語です。したがって、スペル通りの発音をしているつもりでも抑揚とイントネーション、リズムが異なると言葉として認識してもらえません。外国人が日本語で話すときに抑揚やイントネーションが変であっても我々が内容を理解できるのは、日本語ではスペルアウトした言葉そのものに意味があり、抑揚やイントネーション、リズムがそれほど重視されていないからです（この点に関しても後ほど詳しく説明します）。

つまり、英語が苦手な日本人に共通して見られる特徴として、英語特有の「語順と音」をまったく意識できていない、ということが挙げられます。逆にこれらを意識できると、あっという間に英語が得意になってしまう人もいます。

目標設定とアプローチのミスマッチ

次に「**目標設定に対する学習のアプローチが間違っている**」ことも、英語が苦手な人に共通する特徴です。例えば、日常会話の習得を目標にしている方が、ビジネス英語の TOEIC の教育コンテンツや、CNN のニュースで学習している場合などです。特に CNN で勉強をしても日常会話能力は効率的には身に付きません。NHK のニュースで流れているような話し方を日頃私たちがしていますかということです。目標を達成するための最適な方法をきちんと考えて、目標に応じた勉強を行うべきです。

完璧主義は捨てる

さらに「**完璧主義になりすぎている**」ことも英語を苦手とする大きな要素と思います。会話や発表で失敗しようが、多少間違った英語を

話そうが気にしなくてもよいのです。コミュニケーションの上で多少の間違いはほとんど問題になりません。

外国人が片言の日本語を話していても皆さんは特に不快になんてならないですよね。むしろ可愛らしいと思うことの方が多いのではないでしょうか。多少英語が苦手な方が、むしろ円滑なコミュニケーションにつながることもあるほどです（笑）。完璧に正しい英語を使いこなさなくてもよいということです。

十の二
次の点に気を付ければ英語能力を効率的に伸ばすことができる
①英語と日本語の違い、特に語順と発音を意識する
②目的に合った学習アプローチをとる
③完璧主義にならない

10.3 リーディングとライティング
語順を意識する

日本語と英語の決定的な違いである「語順」について、リーディングとライティングのスキルを例にとって説明していきます。もちろん、リスニングやスピーキングでも語順を意識することは非常に重要なのですが、まずは時間的に余裕を持って考えることのできるリーディングとライティングにおいて経験を積むのがよいでしょう。

繰り返しになりますが、日本語と英語の決定的な違いは「語順がまったく逆」の構造になっていることです。日本語では大切な情報ほど最後に持ってきますが、英語では大切な情報ほど前に持ってきます。

例えば、「昨日英語の勉強をしすぎて疲れてしまった」という日本語

の文章を英語の語順に並べ替えると、一番大切で伝えたいことである「自分が疲れた」が最初になり、次にその理由である「勉強をしすぎて」がきて、「昨日」が最後になります。すなわち、英語では「私疲れた。英語の勉強をしたから。昨日」という語順になります。

英語の語順で理解しよう

このように、英語と日本語の語順がまったく逆になることを意識して、**英語の語順のまま文章を読解してイメージできるようになると、**英語を読むスピードは劇的に上がります。リスニングでも、ネイティブのスピードで話されても難なく理解できるようになります。

一方、語順が逆になることを意識できていない人は、英語を直接イメージに結び付けることができず、頭の中で英語を日本語に翻訳してから理解していることが多いのではないでしょうか。結果として、例えばリーディングの際に文章一つ理解するのにも視線を前後に動かしつつ理解する必要が生じてしまい、読解に非常に時間がかかります。

英語の語順に慣れてくるとライティングで英語として考えをアウトプットするときも頭の中のイメージを直接言語化できるようになります。

本来言語とは、頭の中のイメージを言葉として吐き出す、もしくは入ってきた言葉を頭の中でイメージとして直接理解するためのツールです。英語と日本語の語順の違いが明確に意識できれば、言語として使いこなせるようになると考えています。

十の三
英語と日本語の語順がまったく逆になることを意識して、
英語の語順のままで文章を読解してイメージできるようになると、
英語を読むスピードは劇的に上がる

10.4 リスニングとスピーキング
リズムと抑揚を意識する

　英語でコミュニケーションをとる際、発音は非常に重要になります。前述の通り、英語は抑揚とイントネーション、そしてリズムがすべて揃ってはじめて言葉として成立する言語です。英語学習、特にリスニングとスピーキングを学習する際には、英語の語順に加えて、リズムと抑揚を意識して**聞こえてくる音と文字情報の関係を認識**できるような学習の仕方が必要です。

　例えば、kind of を日本人的に発音すると「カインドオブ」となりますが、ネイティブの発音を聞くと「カインダ」の方が近く、water を日本人的に発音すると「ウォーター」ですが、ネイティブの発音を聞くと「ワータ」の方が近いと感じないでしょうか。「カインダ」という音を聞いたときに kind of と頭に浮かぶか、「ワータ」という音を聞いたときに water と頭に浮かぶかどうか。それが聞こえてくる音と文字情報の関係を認識できているかどうかの境目です。

　アメリカや北米の英語はリズムと抑揚が非常にはっきりしているので勉強しやすいと思います。一方でイギリス英語はどちらかというと日本語に近く、リズムや抑揚はそれほどはっきりしていません。したがって、まずアメリカや北米英語で学習することをお勧めします。

英語を「音」として認識しよう

　抑揚とリズムを意識して、英語を「音」として認識することを教えると、カラオケの上手い人は物凄いスピードで能力が向上するように思います。英語学習の際には抑揚とイントネーション、そしてリズムを意識してみて下さい。リズムと抑揚が正しければ、日本人の苦手なLとRや、Th の発音が多少ぎこちなくとも、英語として認識してもらえます。

極意 十の四
抑揚とリズムを意識して、英語を「音」として認識する

10.5 効率的な訓練方法

　それでは語順と発音の違いを認識してより効率的に学習できる訓練方法とはどのようなものでしょうか。単刀直入に書くと dictation（ディクテーション）と shadowing（シャドーウィング）が非常に優れた訓練方法です。

dictation と shadowing
　dictation とは英語文を聞いてそれをそのまま文章に書き起こす作業で、音声認識によるテキスト入力を自らが行うというイメージです。一方で、shadowing は聞こえた音をそのまま声に出す作業です。英語文を 1 単語ずつ、しっかりと dictation と shadowing していくことでこれら英語の「語順と音」を十分に意識できるようになるでしょう。

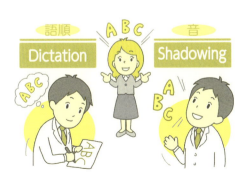

第10講　最速最短の極意⑩　英語能力を手に入れる

　最近ではスマートフォンでスロー再生ができるアプリが有用です。最初のうちは、アプリでスロー再生しながら dictation や shadowing をするのがよいでしょう。また、shadowing でしゃべった内容をスマートフォンで録音して、自分の発音とネイティブの発音の違う部分を分析しながらやるとより効果的です。

続けることが大事
　これを毎日でも週1回でもいいので、10分、30分など一定の時間を決めて行いましょう。多分1年も続ければかなりの英語力が付いていることを実感できるはずです。

　本書の読者であれば、英語学習の主な目的は、英語での発表や質疑応答、そして論文作成に必要な英語のスキルを身に付けることでしょう。そのような英語の学習には大日本住友製薬の「英語で聴く、NEJM」のコンテンツが非常に有用です。様々な診療科の話題について、英文テキストと音声、日本語のアブストラクトが提供されています。論文作成や英語でのプレゼンテーションで役に立つフレーズの勉強にもなりますし、さらに最新の医学的な知見も手に入るので一石三鳥くらいですよね（笑）。

十の五
語順と発音の違いを認識できる効率的な英語学習法は dictation と shadowing である

10.6 英語学習は何歳まで可能か?

　さて、本講の最後に多くの読者が気にしているであろう英語学習の可能年齢についてお話しします。

私自身は大学5年生のときに一念発起して英語の勉強に取り組みました。それまで正直な話、まったく聞き取りもできず、受験英語ですら苦手でしたが、dictionとshadowingをするようになってから1年ほどでほぼ日常会話は問題なくこなせるようになりました。

　TOEICスコアは855点（990点満点）と英語が得意な人に比べればそれほど高くはありません。しかし、学会発表や学術的なコミュニケーションという専門領域に限るとほとんどストレスなく意思の疎通が可能です。

何歳になっても英語能力を身に付けることはできる

　したがって、個人的には、**英語と日本語の違いを意識して勉強すれば何歳になっても英語能力を身に付けることは可能**だと考えています。臨床研究のサポートに加えて、英語学習の指導もすることがありますが、何歳になっても学習は可能だなという手ごたえを感じています。

　実際、日本臨床研究学会で支援した医師の中には後期研修医になってから一念発起して英語を習得したような医師もいました。彼はレアジョブと呼ばれる英語のオンラインレッスンを使って学習をしたようで、TOEICスコアも920点をとり、それまで苦手だった英語が今では強みとなっていると言っていました。

　二十歳を超えてから英語能力を獲得した人に、この英語学習における語順と音の話をすると非常に共感してもらえることが多いので、皆さんもぜひ参考にして下さい。

十の六
何歳になっても英語能力の獲得は可能である。
諦めずに戦略的に努力せよ

第10講 最速最短の極意⑩ 英語能力を手に入れる

🛈 第10講のまとめ

★ 英語能力は最低限、過去の文献を読める程度のリーディング力のみあれば十分である

★ 論文化の際にはアウトソーシングも一つの手段として考える

★ 次の点に気を付ければ英語能力を効率的に伸ばすことができる
　①英語と日本語の違い、特に語順と発音を意識する
　②目的に合った学習アプローチをとる
　③完璧主義にならない

★ 英語と日本語の語順がまったく逆になることを意識して、英語の語順のままで文章を読解してイメージできるようになると、英語を読むスピードは劇的に上がる

★ 抑揚とリズムを意識して、英語を「音」として認識する

★ 語順と発音の違いを認識できる効率的な英語学習法は dictation と shadowing である

★ 何歳になっても英語能力の獲得は可能である。諦めずに戦略的に努力せよ

第11講 最速最短の極意⑪ 論文を作成する

本講の内容
1. 論文作成総論
   ストーリー性を意識する
2. Introductionが9割
   エビデンスのパズルのピースを意識する
3. Methods and Results
4. Discussion and Conclusion
5. いつ書くか?
   隙間時間派 vs 時間固定派

第11講 最速最短の極意⑪ 論文を作成する

本講では論文の書き方の具体的な方法論を学んでいただきます。まず、総論的な話をした後、各論に移っていきます。

11.1 論文作成総論
ストーリー性を意識する

論文全体の形式には**統一規定**（Uniform Requirements）が設けられています。これはほぼすべての医学雑誌で採用されている論文作成の基本ルールです。

要点のみ記載すると、論文は次の順に記述するのが一般的です。

- タイトルページ
  - 題名
  - 著者
  - 所属
  - 連絡担当著者（Corresponding author）の連絡先情報
- Abstract と Keywords のページ
- 本文
  - Introduction
  - Methods
  - Results
  - Discussion
  - Study Limitation
  - Conclusion
  - Reference
  - Figure Legends
- Table、Figure

書き方の基本

論文作成に使用するソフトは基本的に Microsoft の Word です。ページサイズは A4 で、行間は 2 行に設定、フォントは Times New Roman、フォントの大きさは 12 が一般的です。

詳細については、各雑誌のウェブサイトに Author instruction という形で情報が公開されています。そちらを参照して下さい。Table や Figure の数、文字数に関しては、雑誌ごとに上限が設けられていることがほとんどです。ただし、論文作成に取り掛かる時点でこれらを遵守する必要はないので、最初は好きなように書き始めて大丈夫です。これらの規定は投稿時に調整すれば済むことです。

バランスのよい論文に仕上げる

私の個人的な印象ですが、論文は冗長になるとアクセプト率が下がるように思います。雑誌の紙面には限りがあるため、できるだけ短くて内容の濃い論文の作成を心掛ける必要があります。かと言って内容が薄すぎてもダメなので、**よいバランスとして Figure 3 つ、Table 3 つ程度に落ち着ける**のがよいでしょう。

ストーリー性を意識する

また、論文を書く際には「**ストーリー性が非常に重要**」です。読者が、臨床の現場を想像しながら論文の世界に入り込めるように議論を展開していく必要があります。

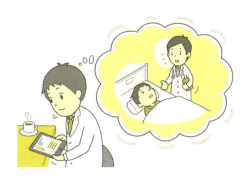

第11講　最速最短の極意⑪　論文を作成する

　本書で推奨している観察研究であれば、Resultsの結果を踏まえた上でどのような議論の展開をするのか、あらかじめ内容を考えて、Introductionにその布石をちりばめておくようにします。そうすることで論文全体を通して一貫性のある、ストーリー性の高い研究報告に仕上がります。

　臨床研究の教科書の多くには「Introductionの内容は論文作成の最初に決めておく」と書かれています。しかし、私の意見としては、Introductionに記載する内容や引用する文献は、Resultsの内容に応じて再度構成を考え直した方がよいです。このあたりは非常に個別具体的に調整していくが必要があるため、On the Job Trainingによって経験値を積むのがよいでしょう。

　全体の流れが頭の中でまとまったら、パートごとにできるところからどんどん書いていって下さい。慣れないうちは英語で表現するのが難しいでしょうから、文献等で使われている言い回しを参考に書き進めます。この際、第7講で説明したように文章をそのまま使用してしまうと剽窃（ひょうせつ）と判断されかねません。可能な限り単語を変更するなどして文章が完全一致しないように言い回しを修正して下さい。

　論文の書き方には細かいルールが沢山あります。より詳しく勉強したいという方は大鵬薬品のRonbun.jpというサイトを参考にしてみて下さい。このサイトはよくまとめられており、本当に秀逸で役に立ちますよ。

極意　十一の一
論文には現場を想像できるストーリー性が非常に重要である

11.2 Introductionが9割
エビデンスのパズルのピースを意識する

　論文の書き出しの部分であるIntroductionには、研究を行うに至った背景を記載するのが一般的です。過去の文献を適切に引用しながら全般的な概念から書き始め、徐々に自分たちの行った研究に関する話題に読者を誘導します。Introductionの最後は「〜のようなエビデンスが足りないため今回の研究を行いました」としめくくることが多いです。その際、自分たちが想定している結果や、仮説を追記することもあります。

Introductionを軽視してはいけない！

　私の指導では、Introductionの構成と関連文献の検索に論文作成全体の9割程度の時間を割いてもらうことが多くなっています。Introductionは軽視されがちですが、私の中では、論文の中で最重要パートという位置付けであり「**Introductionでその論文の9割が決まる**」と考えているくらいです。私が査読するときもIntroductionを読めばほぼ完全に著者の実力を判断できます。

　後述しますが、MethodsとResultsはありのままを書くだけですので頭をほとんど使いません。そしてDiscussionに関しても、Introductionをしっかりと記述できて、研究に関連するエビデンスの知識を自分の中で十分に咀嚼できてさえいれば、ほとんど苦労することなく議論を展開することが可能です。

エビデンスのパズル

　Introductionという論文の最重要パートを、アカデミックな視点で洗練されたものに落とし込むためには「**エビデンスのパズル**」のピースを完全に把握する必要があります。この理解を深めるため、ここでは非常にシンプルなエビデンスのパズルを用いて説明しましょう。

第11講 最速最短の極意⑪ 論文を作成する

　次の表は、HMG-CoA 阻害薬の一種であるアトルバスタチンの心筋梗塞後の治療効果に関する RCT のエビデンスのパズルのピースです。高 LDL コレステロール血症合併患者のみのエビデンスです。日本で治療する上で最も興味があるであろう保険適用量の日本人におけるエビデンスは存在しませんし、一方で低用量スタチン治療の白人におけるエビデンスも存在しないことがわかります。

	低用量 アトルバスタチン （リピトール）5-10mg/day	高用量 アトルバスタチン （リピトール）40-80mg/day
白人	×	○
日本人	×（保険適応）	×

○がエビデンスあり。×はエビデンスなし。

　日本循環器学会の発行する「心筋梗塞二次予防に関するガイドライン（2011 年改訂版）」では、上記カテゴリーに属する患者に対するスタチン治療をクラス I（エビデンス A）で推奨しています。研修医であれば「心筋梗塞後の二次予防にスタチンは有効」と普通に発言するでしょう。一方で能力の高い指導医であれば「白人で高用量が有効だから、日本人で低用量もある程度有効かもしれない」と表現するのではないでしょうか。

　上記の研修医と指導医の発言でエビデンスの捉え方の違いが明らかなように、Introduction を読めば、筆者達がその分野のエビデンスのパズルのピースをどれだけ正確に意識できているかどうかは一見して判断が可能です。今回は非常にシンプルな例で説明しましたが、実際にはエビデンスのパズルのピースを分ける象限は無数に存在し、それを正確に把握しておく必要があります。この心筋梗塞の例で言えば、糖尿病合併の有無や年齢など、パズルの象限は無限に増えていきます。

Introduction ではナレッジギャップを要約する

　Introduction では、今回の研究がどのパズルのピースを埋める研究なのかを順を追って説明していきます。そうすることで、現存するエビデンスの欠損部分、すなわち**ナレッジギャップ（Knowledge gap）**がどこにあるのか、そしてそれを埋めることにどのような意味があるのか、ということを読者のために要約してあげるのです。

　そして、要約したエビデンスの臨床上の位置付けに関しても、適切な表現で読者に伝えます。例えば、そのデータが現在まだ議論の対象になっているレベル（**controversial** と呼びます）のものなのか、コンセンサスが得られていることなのかを毎回説明してあげます。Introduction の目的は読者の興味を引くことです。ここでは読者が「ん？そうじゃないだろ」などと思ってしまうような表現は避け、誰が読んでも 100% 同意が得られるような表現をしなければなりません。

　したがって、Introduction を書くためには、その分野における膨大なエビデンスに関して把握し、そしてパズルのピースを頭の中で描いた上で、学術的に誰もが同意する正確な表現でそれを要約してあげる必要があります。Introduction が最も重要で、論文作成の 9 割の時間を割かなければならないと私が考える理由はここにあります。

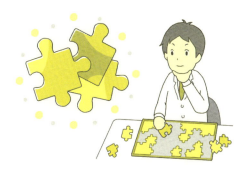

エビデンスのパズルのピースを頭の中で描く

パズルの検証の仕方

なお、私の研究支援では、実際に参考文献のパズルを検証する際に、エクセルに文献を列挙してもらい、考えているエビデンスの各象限に対してそれぞれの研究がどのカテゴリーに分類されるのか、目でみてわかるようにしてもらっています。

ここで、臨床研究の経験が豊富な本物の臨床医は、このエビデンスのパズルのピースが歯抜けだらけであることを、しっかりと認識しています。その上で、目の前の患者さんに個別最適化した医療を提供するために日々頭を悩ましています。

つまり、**臨床研究を行うことではじめてエビデンスの脆さや危うさに気が付く**のです。広大に広がる暗闇の中で、エビデンスという一筋の光を頼りに彷徨っているような感覚になります。そして、その光（＝エビデンス）を増やすために研究を始めるのです。これが臨床研究の奥深さと醍醐味ではないでしょうか。

最後に少し話は逸れますが、「エビデンスがない」ことと「効果がない」ことを混同してはいけません。研修医や初学者が陥りがちな考え方ですが、これらは明確に区別するようにして下さい。

極意 十一の二
論文は Introduction で勝負が決まる。
エビデンスのパズルを理解せよ

11.3 Methods and Results

Methods と Results は、機械的に記載していく部分がかなり大きいので、論文作成の初期段階で完成させてしまうのがよいでしょう。

既に少しふれましたが、Results の内容をある程度踏まえた上で Introduction と Discussion の内容を考えたり微修正したりする必要が出てきます。そのため、私が指導する場合はいつも、この Methods と Results を完成させることを最優先に論文作成に取り掛かってもらっています。

Methods

Methods には次の 2 つの意味があります。

- 仮説検証の手法が正しいかどうかを検証してもらう
- 同じ検証をしたい読者が試験を再現できるように情報を与える

実際にどのような情報を記載すべきかは、過去の同じような論文を参考にします。

通常は、最初に **Study Patient** という小見出しの後、どのような患者さんを試験に組み入れたのかを説明します。この際、次頁の図のような Patient Selection Flow を Figure 1 として提示して、selection bias の評価が行えるようにしてあげることが多いです。そして Study Patient のパラグラフの最後に、研究がヘルシンキ宣言に基づき行われ、施設の倫理審査委員会で承認を受けている旨を記載します。

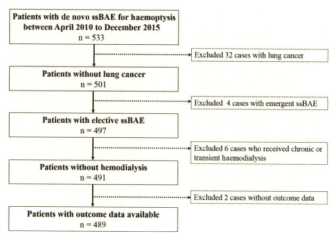

Patient Selection Flow の例
(Ishikawa H, et al. BMJ Open 2017;7:e014805 より引用)

　その次は、具体的な治療方法や、検査手法、測定方法等に関して記載します。例えば、治療があるプロトコールに基づいて行われたのであればそのプロトコールについて記載します。ある程度主治医判断の部分があるのであればそれも記載します。検査方法として造影 CT を用いた研究であれば検査装置の名前、造影剤の投与量、タイミング、投与スピード、撮影開始基準、スライス幅や電圧の設定値、再構成の方法や使用したソフトウェアなどに関して記載するといった具合です。

　そして Methods の最後に、**Statistical Analysis** としてエンドポイントの定義や、実際に使用した解析手法、解析ソフト等に関して記載を行います。

Results
　Results の記載にはさらに頭を使いません。淡々と結果を記載するのみです。よくあるパターンとしては、次のような流れで提示していきます。

> Table 1：エントリーした患者さんの年齢、性別、既往歴や内服薬の情報といった背景情報
> Table 2：試験で行った治療内容と予後の情報
> Table 3：予後と患者背景因子の関連に関する検討結果

　また、予後情報に関して時間情報を含む場合は、Kaplan-Meier 法によるイベント発生率の推定結果を Figure 2 として提示します。そして最後に、読者が試験の結果を一目でわかるような典型的な症例を提示するなどします。

　Results の情報は、このようにほとんどすべて Table と Figure に記載されます。本文に記載する情報は Table や Figure と重複するので、本文ではポイントのみを抜粋して簡潔に情報を要約して下さい。初学者の場合は、Table や Figure に記載している情報をそのまま全部本文にも記載してしまう人が多いのですが、あくまでもポイントを絞った結果の要約のみに留めます。ポイントを絞るというのは Introduction で指定するパズルのピースを意識させるためのデータや、Discussion を行う上で重要なデータのみ提示するという意味です。

　総論ではバランスのよい論文としてだいたい Figure 3 つ、Table 3 つ程度に落ち着けるのがよいと説明しました。本項に記載した内容の復習がてら、Methods と Results の具体例を記載します。本書でお勧めしている 2 群比較の後ろ向き観察研究におけるデータ提示方法の一例です。

> Table 1. Patient Background（患者背景）
> Table 2. Treatment and Prognostic Information（治療内容と予後の情報）
> Table 3. Associations between Each Parameter and Prognosis（予後と関連する患者背景因子）

> Figure 1. Patient Selection Flow（研究に組み込まれる患者の選択基準とその結果）
> Figure 2. Kaplan-Meier の生存曲線
> Figure 3. Representative Case Presentation（研究結果を端的に表す典型的な症例）

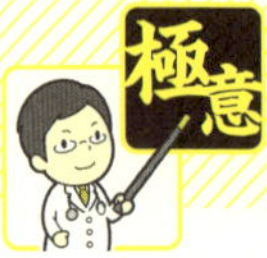

十一の三
Methods と Results の作成は機械的に行う

11.4 Discussion and Conclusion

Discussion

Discussion は、多くの場合いくつかのパラグラフで構成し、次のようなパターンで記載するのがわかりやすいでしょう。

> 第 1 パラグラフ：試験の要約。新しい知見が 2 個程度得られることが多い
> 第 2 〜 3 パラグラフ：新しい知見一つ一つに関して議論する
> 第 4 パラグラフ：Clinical Implication
> 第 5 パラグラフ：Study Limitation

第 1 パラグラフでは、まず研究全体に関して簡単に要約を行います。どういう研究を行って、その結果どのような知見が得られたのかを記載していきます。Introduction で説明したエビデンスのパズルのピースが意識できていれば、1 つの研究で新しい知見がだいたい 2 〜 3 個程度は見つかります。

11.4 Discussion and Conclusion

　第2パラグラフ以降では、この研究で得られた新しい知見について、知見ごとにパラグラフ1つを使って議論を展開していきます。議論の内容は、エビデンスのパズルのピースがわかっていればそれほど難しい作業ではありません。得られた結果と既存のエビデンスを対比させて、どうしてそうなったのか考察する程度で十分です。繰り返しになりますが、結果がポジティブでもネガティブでもそれ自体は論文を書く上で特に影響はありません。得られた結果を素直に解釈して、Discussionを展開しましょう。

　少し具体例を交えて説明します。先ほど提示したエビデンスのパズルを再び見てみましょう。

	低用量 アトルバスタチン （リピトール）5-10mg/day	高用量 アトルバスタチン （リピトール）40-80mg/day
白人	✕	◯
日本人	✕（保険適応）	✕

　今回、仮に「日本人の高脂血症を合併した心筋梗塞後の患者において、低用量アトルバスタチンの効果を検証した。結果として白人の高用量と同程度のイベント低下率と副作用の発生率が認められた」との知見を得たとしたら、どう議論を展開すればよいでしょうか？

　新しい知見に該当する結果は、日本人における低用量スタチンは、白人の高用量スタチンと
　①同程度のイベント低下率を示す（＝有効性）
　②同程度の副作用発生率を認める（＝安全性）
の2点ですね。それぞれに対してパラグラフを1つずつ使ってDiscussionを進めます。

第11講 最速最短の極意⑪ 論文を作成する

　まず有効性に関する Discussion のパラグラフでは「日本人の場合低用量スタチンでも十分なイベント抑制率が達成できるので引き続き低用量スタチンを第一選択として治療を行うべきだ」と議論を展開してもよいですし、「高用量にすることでさらにイベントが低下するのではないか」と議論を展開してもよいですよね。続く安全性に関する Discussion のパラグラフでは、日本人のスタチンの代謝能力に関する論文を引用しつつ、「高用量だと白人に比べて横紋筋融解症のリスクが高くなる可能性がある」などといった議論の展開が可能です。

　一方で「結果として白人の高用量に比べイベント低下率が低かった」場合は議論はどうなるでしょうか？　やはり「低用量では治療効果が不十分であり、高用量での治療効果の検証が望まれる」などと議論が展開できます。

　このように、エビデンスのパズルのピースさえ頭に入っていれば、結果に合わせて Discussion は柔軟に展開できますし、Discussion を書くこと自体をそれほど難しく感じなくなると思います。

　そしてこれらのパラグラフに続けて、論文を書く上で最も重要な **Clinical Implication** について、1つのパラグラフを用いて議論を展開します。第5講でも説明したように、この Clinical Implication が明確なほどよい研究と判断され論文の受理の可能性が上がります。今回行った研究の結果が臨床でのプラクティスにどれだけ影響を与えるのか、読者に「なるほど！」と思わせるような提案を行いましょう。

　先ほどの例で言えば、低用量スタチンの具体的な使い方や適応を連想させてあげるのがよいと思います。例えば、「高用量スタチンを副作用で使えないような患者でも低用量での耐性確認と治療を行うべきだ」というような議論を展開すれば、すべての臨床医に対して治療プラクティスを提案できることになり、より研究の印象がよくなります。

Study Limitation

Discussion の最後は **Study Limitation** でしめくくります。自分の研究の持つ弱みをきっちりと提示して、結果を強く解釈しすぎないようにしていることをアピールします。また、Limitation を述べつつも、それでも自分の研究には臨床的な価値がある、ということを申し添えましょう。

Conclusion

Conclusion は 2 文程度とし、Results の重要ポイントを記載します。最近は、Discussion で書く内容や解釈を交えた Conclusion は **Over statement（言い過ぎ）** とコメントされることが多くなってきました。Conclusion では、客観的事実を端的に述べる程度の文章が好まれる傾向にあるようです。このあたりは投稿する雑誌の嗜好なども踏まえて柔軟に対応して下さい。

また、Conclusion の後に Funding Disclosure、Acknowledgement、Contribution を記載することが最近多くなってきました。

Funding Disclosure

Funding Disclosure には、企業からの資金提供の有無や、試験に関連する企業からの講演料支払いの有無、関連企業の株式の保有の有無等を記載します。特に開示する事項がなくても、"All authors have nothing to disclose" や "None" と明記する必要があります。

Acknowledgement

Acknowledgement は謝辞です。ICMJE の authorship criteria は満たさないが研究に貢献してくれたメンバーに感謝を述べます。技師さんや治療チームのメンバーの名前を記載する人が多いです。ただし、Acknowledgement に名前を記載する場合にも承諾書にサインを求める雑誌が最近は多いので注意して下さい。

Contribution

そして Contribution には、各著者が ICMJE のどのクライテリアを満たすのか記述することを求められます。私の場合は "All authors contributed to the following" として、「ICMJE のすべての基準をすべての著者が満たします」と書くことが多いです。

Abstract

Abstract は、私の場合は論文全体を書き終えてから作成するようにしています。通常 250 words を上限に、Background、Methods、Results、Conclusion の 4 つのパートからなる Structured Abstract と呼ばれるフォーマットで記載します。それに加えて、Bullet Point と呼ばれる研究のポイントのみを記載した短い箇条書きの要約の提出、それから略字一覧の Abbreviation List の提出を求める雑誌も多いです。

Reference

引用文献である Reference は、雑誌によってフォーマットが若干異なりますが、原則として論文で引用する順番にテキストの最後に一覧で記載します。

十一の四

- エビデンスのパズルを把握できていれば、Discussion は柔軟に展開できる
- Clinical Implication が最重要パートであり、Conclusion は客観的事実を端的に述べる程度にする

11.5 いつ書くか?
隙間時間派 vs 時間固定派

　最後に、臨床で忙しいにも関わらずコンスタントにアウトプットを出し続けているような先生方が、いつどのように時間を捻出して論文を書いているのか、その情報を皆でシェアしておきたいと思います。

　論文を書く時間のとり方は、**隙間時間派**と**時間固定派**にかなりクリアーに分かれるように思います。かくいう私は隙間時間派に属し、類は友を呼ぶということで私の周りも隙間時間派が圧倒的に多い印象です。

隙間時間派

　隙間時間派の先生は、日常業務の本当にちょっとした隙間時間を利用して論文執筆を進めています。例えば、患者家族への病状説明のために病院で待機していなければならない時間や、検査結果の待ち時間、はたまたトイレの中でまで（笑）。とにかく少しでも時間があれば論文執筆につながる何かを行います。例えば3分あれば引用文献に使う論文を3行読み進めることが可能ですよね？　そういう努力を怠りません。

　かなり意識して隙間時間を活用している先生が多く、病棟や医局で無駄な話は一切しないなどと豪語している先生もいるほどです。隙間時間利用は、頭のスイッチをパパっと切り替えることのできる人向けで、外来で複数の患者さんを同時並行で見ることが好きな医師に向いていると思います。

固定時間派

　他方で作業に集中するためにある程度の時間が欲しいという先生もやはり多いようです。そのような先生は、朝や夜の決まった時間を論

文執筆のための時間として固定して確保している人が多いようです。

また、最近は勤務時間の一部を研究時間として確保してくれるようなアカデミックな病院や大学もチラホラ出てきました。自身のキャリアのためにそのような施設で研修を受けることも選択肢の一つとして考えてみてはいかがでしょうか？

十一の五
隙間時間を使うか、時間を固定してじっくりやるか。
自分に合ったやり方で論文を執筆しよう

第11講のまとめ

- 論文には現場を想像できるストーリー性が非常に重要である
- 論文は Introduction で勝負が決まる。
  エビデンスのパズルを理解せよ
- Methods と Results の作成は機械的に行う
- エビデンスのパズルを把握できていれば、
  Discussion は柔軟に展開できる
- Clinical Implication が最重要パートであり、
  Conclusion は客観的事実を端的に述べる程度にする
- 隙間時間を使うか、時間を固定してじっくりやるか。
  自分に合ったやり方で論文を執筆しよう

第12講 最速最短の極意⑫ 論文を投稿する

本講の内容
1. 投稿前にすること
2. 投稿先を決める
3. 論文を投稿する
4. 投稿その後
   Rejectされても心を折られないように
5. アカデミックシンジケートの存在を知る
   Editorial Board Memberと仲良くなれ
6. 結果がなかなか帰ってこない場合

第12講 最速最短の極意⑫ 論文を投稿する

本講では実際に書き上げた論文を投稿するための手続き、そして投稿後にどのような流れで査読過程が進むのかについて説明していきます。

12.1 投稿前にすること

自分なりに論文が書き終わると次は早く投稿したい気持ちになりますよね。しかしここではその気持ちを少し抑えて、もう一手間かけて論文をより洗練されたものにしていきましょう。

人に見せる

英語論文ができあがったら、まずは同僚や上司、誰でもいいので、自分とは少し立場が離れた人に論文を評価してもらい、率直な意見をもらいましょう。

論理的にきちんと書けているか、わかりにくい文章はないか、データの提示方法はわかりやすいか、といった点についてコメントをもらい、読者が理解しやすい論文を目指しましょう。この際、もらったコメントを採用するかどうかは先生自身が決めればよいです。すべてのコメントに対応する必要はありません。それが共著者からのものであってもです。

英文校正を行う

次に、英語の表現やスペル、文法等に間違いがないか英文校正業者にチェックを依頼しましょう。この後述べる投稿前の書式合わせまでやってくれる業者も多くあります。ただし、内容を誤解して文章を修正してくることもありますので、校正後の原稿には必ずしっかりと目を通すようにしましょう。

ここまで準備ができたら次はいよいよ投稿先の雑誌の選定と、実際の投稿手続きに入ります。だいぶゴールが近づいてきたように思いますね。

十二の一
- 論文が完成したら、まずは他人に評価してもらう
- 英語の表現やスペル、文法等は英文校正業者にチェックを依頼する

12.2 投稿先を決める

論文の体裁が整ったら、次は論文の投稿先の選定に移ります。せっかく頑張って行った臨床研究の結果ですから、できれば学術的にも評価の高い権威ある雑誌に掲載される方がよいですよね。

インパクトファクターとは

よい雑誌、評価の高い雑誌の定義については少々議論のあるところですが、ここでは最も一般的に用いられる指標である**インパクトファクター（IF: Impact Factor）**の高い雑誌という定義にしておきましょう。

IF は、雑誌に掲載された論文の被引用回数を用いて雑誌の影響度を数値化したものです。IF の高い雑誌の方がより多くの読者に読まれているため、先生の研究成果がより多くの医療関係者の目に付くということにつながります。ただし、IF の高い雑誌になるほど論文投稿時の採択率は低く、掲載に至ることもより困難になってきます。

例えば、臨床系の医学雑誌で最も IF の高い New England Journal of Medicine の 2016 年度の IF は 72.406 点です。診療科ごとのラ

ンキング1位のジャーナルで2016年度のIFがだいたい15〜20点となっています。IF5点を超えると通常high impact journalと呼ばれ、各診療科の中でも中堅以上にランクされる雑誌になります。IF10点を超えると、各診療科ごとのランキングにおいて上位5位以内に位置するトップジャーナルに分類されるというようなイメージです(臨床系の雑誌に限った話です)。

したがって、単一施設で行う後ろ向きの観察研究であれば、2016年度のIFで2〜3点の雑誌に掲載されれば御の字、5点を超えれば自慢できるレベル、10点を超えればどこに出しても恥ずかしくないレベル、と言えるでしょう。ただし、世界的に医学研究自体の数がうなぎ登りに増えており、IFは毎年多くの雑誌で点数が上がり続けているので、この数値感覚も数年後には大きく変化している可能性があります。

実際のところ、その分野の専門医ともなれば、自分の行った研究がどのランクの雑誌に掲載されるレベルなのかはなんとなくイメージがつくと思います。そのランクにそのまま投稿してもよいですが、時間的にある程度の余裕がある場合は、次のような戦略をとってもよいでしょう。まず、1〜2ランク上の雑誌に投稿してReviewerからの意見をもらって、よりよい論文に修正してから、最初に設定したランクの雑誌へ投稿します。そうすると、掲載確率を上げることができます。

雑誌の好みを把握しておく

雑誌によって採択する論文の好みに違いがあります。各雑誌がどのようなテーマを好むのかある程度おさえておくことも、よりIFの高い雑誌に論文をアクセプトされるための重要な判断材料になります。

例えば、循環器系であればAmerican Heart Association (AHA) はより基礎寄りのテーマが好きで、AHAの発表したガイドラインを支持するような結果の論文を好みます。一方、American College of

Cardiology はより臨床寄りの話が好きでバイオマーカーや特殊な検査機器を使った論文を好みます。このあたりを戦略的に考え、投稿先の雑誌を選択するようにしましょう。

参考情報ですが、各年度の IF は Journal Citation Reports で雑誌ごとに点数や診療科ごとのランキングを確認できます。Journal Citation Reports の利用には契約が必要ですが、多くの大学で利用契約を結んでいると思います。自施設で利用契約が結ばれているようでしたら積極的に活用しましょう。

十二の二
- インパクトファクターを参考に投稿雑誌を決める
- 各雑誌の好みのテーマをおさえておく

12.3 論文を投稿する

論文の内容と投稿先の雑誌が決まればいよいよ投稿ですが、投稿手続きは意外と面倒です。特に初学者のうちはわからないことだらけだと思います。しかし、失敗しても別に死ぬわけではありません（笑）。わからないところが多少あっても、Google で検索するなりメンターや知人に尋ねるなりして、とりあえずやってみる、前に進める、という姿勢を大切にして下さい。

一般的な投稿手続きは次の流れで行います。

①投稿規定に合わせる
②Cover letter を用意する
③電子投稿をする
④共著のサイン、または電子同意を集める

第12講　最速最短の極意⑫　論文を投稿する

一つずつ説明します。

①投稿規定に合わせる

Uniform Requirements プラスアルファで、雑誌ごとにフォーマットを若干調整する必要があります。投稿規定はその雑誌の Author instruction に記載がありますが、すべてに目を通す時間をなかなかとれないと思いますので、その雑誌に掲載されている論文を参考にフォーマットを調整していきます。例えば、タイトルのすべての単語を大文字で書き始めたり、Reference の著者は6名までで後は et al（その他、という意味）を付けるなど、色々と微妙に違います。

② Cover letter を用意する

論文の投稿手続きでは、かならず Cover letter を添付する必要があります。これは、先生の研究がどうして重要なのか、どうしてその雑誌に掲載されるべきなのかといったことを A4 の紙1枚程度で簡潔に主張した文章のことです。

③電子投稿をする

論文の書式合わせと Cover letter の作成が終わると、いよいよウェブサイトから論文の電子投稿を行います。Submit Manuscript ボタ

電子投稿の画面

ンを押して、専用の投稿用ページに入ります。ログイン後、各種ファイルのアップロードや必要事項の記入を行っていきます。わからない言葉が多いかもしれませんが、一つ一つ調べて記入していって下さい。

なお電子投稿では、Figure について **300dpi 以上の解像度のデータ**のアップロードを求められることがほとんどです。これもやり方を知っていれば一瞬で終わる作業ですが、知らなければ何日も悪戦苦闘する羽目になります。私は「**GIMP（ギンプ）**」と呼ばれるフリーの画像編集ソフトを使っています。

次の手順で dpi を調整します。

> ① GIMP で画像ファイルを開き、ファイルメニューの「画像」→「画像の拡大・縮小」の順に選択します。
> ②表示された水平および垂直解像度を 350 などと設定し「拡大縮小」ボタンを押します。
> ③ファイルメニューの「ファイル」→「上書きエクスポート」を押してから GIMP を終了して完了です。

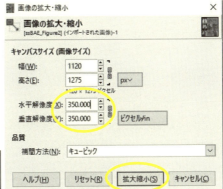

画像解像度の調整

第12講　最速最短の極意⑫　論文を投稿する

　元の画像の解像度によっては、調整後の画像の大きさが四分の一程度まで小さくなりますので、最初から大きめの画像を作った上でこの作業を行う必要がある点に注意して下さい。

　多くの投稿システムでは、Figure の拡張子を TIFF 形式で指定しています（拡張子という言葉がわからない人は自分で調べて下さい）。また、アップロードするファイルの種類は一般に次の3種類です。

> ①論文の Title ページから Reference と Figure Legends を含むテキストファイル（Manuscript file）
> ②ワードで作成した Table のみのファイル
> ③画像ファイル

これらを別々のファイルとしてアップロードすることを求めるシステムが多くなっています。

④共著のサイン、または電子同意を集める

　投稿手続きがすべて終了すると、共著者から Authorship Agreement と Copyright Transfer Agreement を集めるように要求されることが最近は多いです。要求されるタイミングは、投稿時や論文の修正依頼がくる時点、または論文の受理が決まった時点が一般的です。Corresponding author が共著者全員を代表してこれらに承諾するだけでよい雑誌もあれば、全員からの承諾を要する雑誌もあります。また、直筆の署名を集めて PDF ファイルで送ることを要求してくる雑誌もあれば、E-mail を介して電子証明で Authorship Agreement と Copyright Transfer Agreement への承諾を要求してくる雑誌もあります。

　毎回直筆の署名を集めるのは面倒なので、事前に共著者から署名の使用許可を取った上で署名の電子データを画像ファイルで集めておき、

必要に応じて Agreement form に張り付けて対応すると作業が楽になります。投稿の度に署名をもらうのは非常に手間ですし、1人でも回収が遅れると投稿ができなくなってしまい時間がもったいないですからね。

投稿が終わると編集部がチェックする

　これらの作業がすべて終わると投稿サイトの論文の状態（「Current Status」などと書かれます）が「Submitted to the Journal」や、「Quality Check」などと表示されます。この段階で、まずは提出された論文が投稿規定に沿って不備なく投稿されているかどうかを、雑誌の編集部がチェックします。もし不備があれば修正ポイントが記載されたメールがくるので、それを参考に修正すればよいでしょう。

　臨床医は忙しいので、投稿規定を隅から隅までチェックするのが時間的に厳しいことも多いと思います。ここだけの話ですが、どうせ雑誌の編集部側のチェックが入るので、ある程度ざっくりとした形で投稿してしまってもよいと思います。

　また、論文の投稿作業は基本的に Corresponding author の仕事ですが、人に任せると作業が終わるまでに非常に長い時間を要することもよくあります。自身が Corresponding author でない場合は、Corresponding author に ID とパスワードを教えてもらい、投稿作業については自分で行ってしまう方が時間を短縮できると思います。ID とパスワードは、投稿が済んだ後、変更してもらえばトラブルになることもありません。

十二の三
論文投稿手続きには慣れが必要。よくわからない場合もとりあえず投稿して、チェックは雑誌編集部に任せる

12.4 投稿その後
Rejectされても心を折られないように

提出した論文が投稿規定に正しく従っていることが確認されると、今度は Editor と呼ばれる論文を評価する責任者に先生の論文が割り当てられ、投稿画面の Current Status は「With Editor」に変わります。

Editor がまず確認する

Editor はまず、「提出された論文が外部の専門家に査読依頼をかけるに値するか」を確認します。この時点で、先生の論文から得られる知見が雑誌への掲載に値しないと判断されると、その旨が Corresponding author に伝えられます。これを **Editor's kick** や **Rapid rejection** 等と呼びます。やっとの思いで投稿規定を合わせて提出したのに、一蹴される（汗）ということです。この場合は、サクッと諦めて次の雑誌へ投稿しましょう。といっても、次の雑誌に投稿するには、また投稿規定を合わせるところからやり直しです。積み上げたトランプを崩される心境になりますが、心を折られないようにして下さい（笑）。

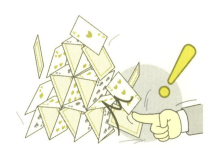

投稿規定を合わせる作業が一からやり直し…

Reviewer による査読へ

逆に、雑誌への掲載の見込みがあると Editor が判断した場合は、次

にその領域の専門家へ論文の評価、すなわち査読を依頼します。査読者は **Reviewer** と呼ばれ、一般的には 2 〜 3 名の査読者がつきます。雑誌のレベルが上がるほど Reviewer の数も増えることが多くなります。査読のステップが進むと、統計専門の **Statistical Reviewer** がつくこともあります。この時点で、投稿画面の Current Status は「Under Review」に変わります。この査読過程は、早くて 1 か月程度、通常 2 か月前後の期間を要します。雑誌によっては平均査読時間などがウェブサイトで公開されているので参考にして下さい。

　査読者は独自に論文の評価を行い、評価項目に応じて論文に点数を付けます（実はこの査読は完全にボランティアによって成り立っており、査読者は自分の忙しい臨床や研究の合間をぬって医学の発展のために査読してくれています）。評価項目には、研究の新規性、独創性、論文のまとまりのよさ、臨床応用の可能性などが含まれることが多いです。そして論文が受理に値するかどうかを学術的に評価し、Editor に意見を投げます。そのコメントを参考にしつつ、論文受理の最終判断を Editor が編集会議で行います。

Revision と Revise、Reject

　この時点で論文が受理される可能性が残れば、Reviewer のコメントに従った書き直しが求められ、これを **Revision**（リビジョン）とか **Revise**（リバイス）と呼びます。大幅な修正が必要な場合を **Major revision**、わずかな修正のみを要する場合を **minor revision** と呼びます。逆に論文受理の可能性がない場合には **Reject**（リジェクト）の通知が届きます。いずれの場合も、Reviewer のコメントが Corresponding author に届きます。

Editor、Reviewer のコメントの注意点

　ここでの私からの注意点をお伝えしておきます。まず、非常に多くの先生が Revision 扱いの返事を誤って Reject だと判断してしまうと

第12講 最速最短の極意⑫　論文を投稿する

いうことです。**Editor からの返事は丁寧に読んで下さい**。例えば、「Unfortunately, we cannot accept your manuscript in its current form…」などと記載があっても、「Reviewer からのコメントに適切に対応できれば再度論文受理の可能性について考えるよ」といった文章が続いていればそれは Major revision なのです。

また、この Reviewer からのコメントですが、場合によってはかなり厳しい意見がくることもあります。「そこまでボロカスに否定しなくても」といった内容のこともあります（汗）。この際も決して心を折られないようにしましょう。多くの雑誌では Reviewer を理由付きで指定することもできますが、残念ながらよい Reviewer に当たるかどうかは完全に **運** 次第といっても過言ではありません。

研究の質を Study Limitation も含めて総合的に判断し、雑誌の質を考慮して先生の研究の有用性を総合的に評価できるような Reviewer にはなかなか巡り会えません。特に先生の研究をさらによりよいものにするためにはどうしたらよいのか、そういった視点でアドバイスをくれる Reviewer に当たる可能性はなかなか低いのが現状です。

はじめからまったくヤル気のない Reviewer に当たってしまうことも少なからずあります。査読論文を不採用とすることをストレス発散の道具のようにしている人もいるということです。例えば、論文を投稿して3か月待って Reject の通知とともに届いた査読者からのコメントが、

①症例数が少ない。
②このような極少数例で統計学的な検討を行うことにそもそも意味があるのか？
③過去の論文と比較して新しい知見はなし。

などと研究のデザインから結果に至るまで全否定でくることもよくあります。

このように研究者に対するRespectの概念がまったくない査読者もたくさん存在します。Revisionの際にはこのようなコメントにはある程度真摯に対応する必要がありますが、Rejectの際にはいちいちこういうロクデモナイ人の意見を聞いても仕方がありません。とにかくサクッと頭を切り替えて次の行動に移りましょう。

日本臨床研究学会でのサポートを受けた医師が最も精神的に救われたと言ってくれる部分が、このRejectされた場合の心持ちの部分だと言ってくれます。やはりここは論文を形にする過程で非常に大切なポイントなのだと思います。**Rejectのコメントで心を折られて論文がお蔵入りすることも多い**ようですからね。

十二の四

- よいReviewer & Editorに当たったらラッキーで、変なReviewer & Editorに当たっても運が悪かったと諦める
- 研究を根本から否定するような厳しいコメントが届いても、そんなものだと思って心を折られないように気持ちを強く持つことが論文を形にする際の心構えとして重要である

12.5 アカデミックシンジケートの存在を知る
Editorial Board Memberと仲良くなれ

ここでは、少し変わった話題として、論文とコネの世界についてお話ししましょう。皆さんも長く生きておられるので、残酷なまでに機会の偏った今の世の中についてよくご存じのことでしょう。政治だけでなく、メディア、芸能、お笑いの世界ですらコネが物を言うわけで

第12講 最速最短の極意⑫ 論文を投稿する

すから、医療業界も言わずもがなですよね。

アカデミックシンジケートとは？

臨床研究や論文の世界でもコネが物を言うことがあります。ここではコネのことを**アカデミックシンジケート**とでも呼びましょう。雑誌の編集者、すなわち **Editorial Board** がそのシンジケートを形成しています。各雑誌には Editorial Board Member の一覧が掲載されていますから、誰がシンジケートで重要な役割を果たしているか一目瞭然です。

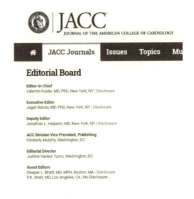

Editorial Board の例（JACC）
(http://www.onlinejacc.org/content/editorial-board より転載)

Editorial Board Member はその雑誌の編集者なわけですから、そのチームの元で書いた論文は必然的にその雑誌での採択率が上がります。もちろん実力があるからこそシンジケートの Member になっているわけですが、こういったコネの世界のこともしっかりと意識をしておきましょう。私自身はまったくコネを持っておりませんが、周囲の話を聞いて判断する限りでは、コネがあるのとないのとでは必要な努力が3〜5倍変わってくるように思います。

どうコネを作るか？

では、どのようにコネを作ればよいのでしょうか。例えば、留学という手段があります。留学の大きな目的の一つは学術的な業績を積み上げることですが、権威のある雑誌の Editorial Board Member のチームに入ることで、その分野の最先端の知識と業績を手に入れることができます。一般的な留学後の戦略としては、それらの知識と業績を引っ提げて日本に帰国し、留学時に得た最先端の知識や技術を日本で

広めるパイオニアとなることで自己ブランディングしていくことが多いように思います。

逆にこのあたりをまったく意識せずになんとなく留学してしまうと実りある留学にならない危険もあるわけですが、多くの人はあまりそこまで戦略を練らずに留学してしまうようです。せっかく海外に出ても論文業績をほとんど出せなかったり、留学先ではボスの名前（コネ）で論文を大量生産できていたけど帰国後の業績は鳴かず飛ばずという状態に陥ったりするわけです。

日本に帰国した後もしっかりとアウトプットを出し続けられるよう、実力をつけることはもちろんですが、Editorial Board Member のボスとしっかり仲良くなってコネを使えるようになることも一つの重要な戦略だと考えています。

世の中綺麗事だけでは生きていけないこともありますから、留学の機会があるようでしたらしっかりとアカデミックシンジケートに入り込む努力をしましょう。

世界は白人第一主義で動いており、アジア人というだけでそれなりに差別もありますし足を引っ張られます。オリンピックのルールなんかもアジア人が活躍すると白人が勝てるようにルールの変更が行われたりしますよね。世の中は善人ばかりではないということをしっかり意識しつつ、強かに動くことも時には必要です。

十二の五
アカデミックシンジケートの存在を意識せよ

12.6 結果がなかなか帰ってこない場合

　論文を投稿すると、早くて約 1 か月程度、通常でも 2 か月前後で最初の結果が返ってくると前述しました。しかし、論文を投稿しても Current Status が With Editor から一向に変わる気配がなかったり、Under Review が 3 か月以上も続く場合がないわけではありません。

　日本人は几帳面で時間にも正確ですが、海外の人は時間や仕事に大らかな場合も多く、問い合わせをすると「忘れてた！本当にごめん！！」的な返事がくることもそれほど珍しくありません（笑）。

3 か月経っても返事がこない場合は催促する

　私の肌感覚では、論文を投稿してから 3 か月経っても返事がこない場合には、流石に判断までの期間が長すぎですので、確実に催促してよいレベルと判断しています。

　そういった場合は催促のメッセージを送りましょう。多くの雑誌では、論文投稿画面から Editorial office や Editor に直接連絡が取れるようなシステムになっています。

　ただし催促といっても「まだか？速くしろ！」などと送るわけではありません。「少し時間がかかっているようですが、念のため現在の状況を確認させていただけますでしょうか？」といった感じで Editor の印象を悪くしないように心がけましょう。

　参考までに例文を掲載しておきます。

Subject: Manuscript ID00001
Dear XXX ［担当の Editor の名前］,

I hope this e-mail finds you well.

I am writing to ask you about the status of our manuscript entitled "XXX", Manuscript ID00001.

We would like to confirm that the documentation that we submitted on ［投稿日］ has been processed properly as it has been more than 3 months.
We understand that you have been busy, however, it would be appreciated if you could kindly let us know.

Thank you very much for your dedicated support, and we are all looking forward to receiving your response soon.

Kind Regards
Masahiko Hara, MD, PhD

十二の六
3か月経っても返事がこないときは丁寧に催促する

第12講 最速最短の極意⑫ 論文を投稿する

! 第12講のまとめ

- ★ 論文が完成したら、まずは他人に評価してもらう
- ★ 英語の表現やスペル、文法等は英文校正業者にチェックを依頼する
- ★ インパクトファクターを参考に投稿雑誌を決める
- ★ 各雑誌の好みのテーマをおさえておく
- ★ 論文投稿手続きには慣れが必要。よくわからない場合もとりあえず投稿して、チェックは雑誌編集部に任せる
- ★ よい Reviewer & Editor に当たったらラッキーで、変な Reviewer & Editor に当たっても運が悪かったと諦める
- ★ 研究を根本から否定するような厳しいコメントが届いても、そんなものだと思って心を折られないように気持ちを強く持つことが論文を形にする際の心構えとして重要である
- ★ アカデミックシンジケートの存在を意識せよ
- ★ 3か月経っても返事がこないときは丁寧に催促する

第13講 最速最短の極意⑬ Reviseを行う

本講の内容
1. Reviseがラスボス
   投稿は実はまだ折り返し地点
2. Revise総論
   相手に認めさせるテクニック
3. Revise各論
   返答難易度別攻略法
4. 論文を再投稿する
5. Accept その後
   こんな嬉しいこともありますよ！

第13講　最速最短の極意⑬　Revise を行う

今回でいよいよ第13回目の講義ですね。この講義を含めて、後2回で終了です。やっとここまできたかといった感じでしょうか。後少しですので、最後までお付き合いいただければと思います。

が、ここで安心してはいけません。実は、**論文アクセプトまでの道のりで、論文投稿はまだ折り返し地点です（汗）**。初学者の場合、ほぼほぼ全員が論文を投稿した時点で一気に緊張の糸が切れてしまいます。改めて気を引き締め直して下さい。

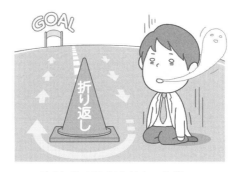
論文投稿は折り返し地点にすぎない

13.1 Revise がラスボス
投稿は実はまだ折り返し地点

Decision メッセージ

査読者による論文の Review が終わると、採用の可能性がある場合は Editor から「Revise して下さいね」という連絡が入ります。このような採択の可否に関する連絡を **Decision メッセージ**と呼び、前述の通り大幅な修正が必要な場合は **Major revision**、わずかな修正のみを要する場合は **minor revision** ですという連絡がきます。

初回はほぼ確実に Major revision で返ってきます。一発採択や minor revision は非常に稀です。Major revision では、「Reviewer か

らのコメントに適切に対応できるのであれば採択しますよ」というメッセージが添えられていることが多いです。

Major revision であれば見込みあり

したがって、Major revision と返事が返ってきたらかなり見込みありです。実際、周りの人に聞いても Major revision に引っかかって適切に回答したにも関わらず最終的に採択されなかったようなケースはかなり例外的な場合に限られています。

そして、この Revision において Reviewer と Editor のコメントに適切に返答する作業で、物凄く骨が折れ精神をすり減らすのです。

Revise 作業はラスボス

ゲームに例えるとまさに「ラスボス」です。ラスボスは非常に強力な敵ですがこれを倒さない限りゲームクリアーはありえません。全身全霊、力の限りを出し尽くさないと勝利を得ることはできません。論文を投稿してやり切った感満載で戦うと一発で殺られます。十分に休息をとって、気を引き締め直してから Revise 作業に取り掛かりましょう。

初学者と熟練者で実力の差が最も顕著なスキルの一つがこの Revise 対応になります。可能であれば、信頼できるメンターと相談しながら作業を行うことが望ましいです。

十三の一
- 論文投稿はまだ折り返し地点
- Major revision の返事は採択可能性が高い
- Revision は物凄く骨の折れる精神をすり減らす作業である

13.2 Revise総論
相手に認めさせるテクニック

まず、論文投稿後に結果が Revision で返ってきた際の返答テクニックに関する、総論的な視点についてお話しします。

真摯な対応を心がける

非常に基本的なことですが、査読者からのコメントに対しては==真摯な対応==を心がけて下さい。前述の通り査読はボランティアで成り立っており、忙しい中で我々の研究を評価し、よりよくするための助言をしてくれているわけです。Reviewer が論文をよく読んでいないと思われるようなコメントから、Reviewer の知識が未熟であるためのコメント、果てはとんでもなく失礼なコメントまで、丁寧に一つ一つ回答していきましょう。査読者に対する返答内容を最終的に判断するのは Editor になります。Reviewer に腹を立てたとしても Editor の心証を悪くしないように返事をする必要があります。

回答は Point by Point といって、質問一つ一つに対して返答を書いていきます。まとめて返事をするのではなく指摘事項ごとに返事をする形式です。通常は Reviewer からのコメントをテキストファイルにコピーアンドペーストして、質問ごとにその下に回答を記載していきます。その際、誰が読んでも誤解の生じないように丁寧にきちんとした内容の回答を書く必要があります。日本人は、行間を読んだりお互いの気持ちを察する文化が非常に発達しているため、この Revise での説明が非常に曖昧になりがちです。「ここまで細かく説明しなければならないのか」と思うくらい書いて丁度いいくらいと考えて下さい。

Revise の過程で、指導者によっては「査読者を神と思え」と言ってすべてのコメントにそのまま従うように指示してくる人もいますが、そこまで査読者に媚を売る必要はありません。失礼に当たらない表現

で自分の正しいと思う内容をきちんと記載すればよいです。「失礼に当たらない表現で」というのがミソなのですが、**Reviewer はあくまでも Editor に対する助言者で、最後の判断は Editor が行いますから Editor さえ納得させられれば十分**なのです。

返答の表現を工夫する

対応できないコメントに対しても、正直にその旨をはっきりと伝えましょう。ただし、各論で詳しく説明しますが Reviewer や Editor の心証をよくするために、自分たちの意見が上手く通るような、相手が思わず受け入れてしまう書き方の工夫が必要になります。

例えば、日常生活でも「芝生に入るな！」と看板が書かれていても芝生に入る人は後を絶ちませんが、「犬のふんに注意！」と看板に書かれていたら芝生に入る人はかなり減るように思います。皆さんにとって有利な選択を Editor が思わずしてしまうような仕掛けを返事の中に忍ばせておけば、Revise で落とされることはほぼなくなります。

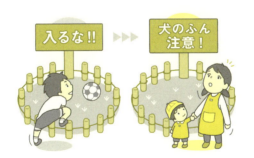

表現の仕方で受け入れ方が変わる

期間内に返事をする

基本的に Editor から提案される Revision の期間は 1 か月以内です。したがって、Revise を制限期間内に終えられるように、どのコメントにどの程度の日数が必要なのかを事前に考えてから Revise に取り掛

かるのがよいでしょう。

データの取り直しなど手間がかかる作業が必要な場合は、1か月以内にReviseが終わりそうにないということも十分にあり得ます。その場合には丁寧に理由を添えてEditorと交渉しましょう。理由が正当であるように思われれば認められることがほとんどです。「病院からのデータ抽出手続きの審査に3週間を要するため、追加で3週間もらえないか？」など理由を付けて交渉してみて下さい。

十三の二
- Reviewerからのコメントには真摯な対応を心がける
- 最終的な判断はEditorが行うのでEditorさえ納得させられれば十分である

13.3 Revise各論
返答難易度別攻略法

次にRevise各論としてコメントのパターンに応じた対応を簡単にサマライズします。

Reviewerからのコメントは **Major comments** と **minor comments** を区別した形で送られてくることが一般的です。Major commentsはReviewerが最も気にしている研究の問題点で、このMajor commentsに対する返答で手を抜くと論文が不受理（Reject）となる危険が高まります。返答には最も神経を使って下さい。

コメントへの返答は、返答の難易度別にパターン化して考えると対策を練りやすいでしょう。

> **返答の難易度別パターン**
>
> 難易度レベル1：簡単に対応可能な軽微な修正依頼
> 難易度レベル2：Reviewerの読解力や知識が未熟なために
> 　出てきたと思われる修正依頼
> 難易度レベル3：頑張れば対応可能だが手間がかかるため
> 　できれば避けたい修正依頼
> 難易度レベル4：対応不可能な修正依頼
> 難易度レベル5：絶対に提案を受け入れたくない修正依頼

難易度レベル1：簡単に対応可能な軽微な修正依頼

単純なスペルミスや、読みにくい文章に対する修正依頼がこれに該当します。どこをどう修正すべきか具体的に書いてくれていることが多く、基本的に納得できるものが多いでしょう。この種のコメントに関しては返答に困ることはありません。その通りに対応して下さい。その際、次のようなコメントを添えましょう。

> **回答例** 当該箇所を修正しました。忙しい中細かい点まで詳細に確認していただきありがとうございました。非常に助かりました。

難易度レベル2：Reviewerの読解力や知識が未熟なために出てきたと思われる修正依頼

文章中にきちんと記載しているにも関わらず記載が不十分だと指摘するコメントや、Limitationに書いていることをわざわざ再度指摘してくるようなコメント、よく知りもしないのに解析の計算間違いがあるのではないかと指摘してくるようなコメントがこれに該当します。この種のコメントに返答する際にも、真摯に丁寧に返事をしてあげて下さい。次のように、何らかの追記や修正を行ったと必ず伝えた形で

第13講　最速最短の極意⑬　Revise を行う

返答しましょう。

> **回答例**　テキスト内の○○○○に記載していましたが確かにコメントの通り現状だと記載が不十分で読者に誤解を招く表現になっています。●●●●という記載を追記しました。ご指摘の点を改善したことで文意がより読者に伝わりやすい内容になりました。ご指導ありがとうございました。

　無知なコメントに対しても同様です。例えば、初稿の Results に「1年間のフォローアップ期間中に死亡イベントが 100 人中 10 人に生じ、1年後の推定生存率が Kaplan-Meier 法で 80％ だった」と記載していたとします。場合によっては Reviewer から「死亡イベントが 100 人中 10 人だったら生存率は 90％ ではないのか」などのコメントがきたりします。この Reviewer は打ち切りを考慮して生存率を推定する Kaplan-Meier 法の超基本的な概念すら知らないわけですが、そういう場合も丁寧に次のように返答します。

> **回答例**　結果の記載に説明の不十分な個所があり申し訳ございません。1年間で死亡が 10 イベント発生し、また打ち切り例が存在しますので推定生存率は 80％ です。Figure に No at risk を記載しているのでそちらを参照すれば打ち切りが各時点で何例発生したのか理解できると思いますが、念のため Results の文章中にもその旨追記いたしました。

難易度レベル3：頑張れば対応可能だが手間がかかるためできれば避けたい修正依頼

　データの取り直しが必要な修正依頼や、患者のエントリー基準を変更せよなどの解析がまるまるやり直しになるような依頼、自分の知らない解析手法を提案してくるコメントなどが該当します。論文を投稿して気を抜いているときに、さらに手間を必要とするコメントがくる

と、やはり人間ですから面倒な対応はできれば避けたいという気持ちになります。しかしここは踏ん張りどころです。頑張って追加データの取得や解析をやり直しましょう。自分の知らない解析手法に関しては対応できる人物をなんとか探しましょう。

難易度レベル 4：対応不可能な修正依頼

そもそも収集が不可能なデータの取得や、倫理審査で認められた研究の範囲を超える対応が必要なコメントなどがこれに該当します。Major comments にこのレベルの修正依頼がくると精神的にかなり消耗しますが、ここはもう、正直に対応できない旨をはっきりと伝えましょう。ただし心証をよくするために、次のように、

> ①まず相手の意見に同意していること
> ②一度対策について検討したが対応できない正当な理由があること
> ③それをきちんと Limitation に記載したこと
> ④そして代替案を用意したこと

の 4 点を必ずアピールして下さい。

> **回答例** ご指摘の通りで私たちもそう思います。その点に関してはなんとか対応しようとしましたが○○○○という理由でできませんでした。大変申し訳ございません。その旨 Limitation に明記し、さらに代替案として●●●●をしました。

難易度レベル 5：絶対に提案を受け入れたくない修正依頼

明らかに医学的に間違っている指摘や、まったく別の Clinical question を調べる研究を行えといったコメントがこれに該当します。ここは丁寧に自分たちの考えを主張しましょう。だし、ここでも相手に主張を受け入れてもらいやすいように一工夫が必要です。次のよ

うに返答します。

> **回答例** そのような考えがあることは理解しております。ただし我々は○○○○という理由で違う意見のため、今回は自分たちのやり方のままでの掲載を希望します。ただし、せっかく指摘していただいたのでその方法で検証したデータを参考のため提示します。Editorが希望する場合はそちらのデータを提示するための再修正に応じる準備があります。

まずは相手の考え方を認める姿勢から入り、次に自分たちの考えを理由付きで説明します。そして、論文には反映させませんが、提案を仮に受け入れた場合にどのような結果になるのか見せて、きちんとReviewerからのコメントを検証したことをアピールします。その上で自分たちの意見を主張し、伝家の宝刀としてEditorに判断を投げます。こうすることで、この問題の判断権がReviewerからEditorに移りますので、よほどこちらがおかしなことを言っていない限りはReviewerのコメントが採用される可能性はなくなります。

十三の三
- Reviseは難易度別に対策を練ると考えがまとまりやすい
- Editorの最終判断が自分たちに有利になるような工夫を行いながらReviseを作成する

13.4 論文を再投稿する

論文のRevise過程では、Reviewerのコメントに対する返事を作成するとともに、その返事をManuscript、Table、Figureファイルに反映させ、作成し直す必要があります。

Rebuttal ファイルを作る

Reviewer のコメントに対する返事は Rebuttal ファイルと呼ばれ、前述の通り Point by Point でコメントそれぞれに対してどのように対応したかを記載します。

Tracked Change ファイルを作る

Reviewer に対する返答が一通りできたら、次に Manuscript、Table、Figure ファイルにその修正点をすべて反映させて下さい。変更箇所はワードの校閲機能で確認可能なようにしておくか、色を変えたりマーカーを付けたりして一目で修正箇所がわかるようにしておきます（ワードの校閲機能について知識がない人は Google で検索して下さい）。この Manuscript ファイルを修正記録付きのファイルという意味で Tracked Change ファイルと呼びます。

論文全体を通して修正漏れを確認する

一通りコメントを反映できたら、次は必ず==論文全体を通して再度修正漏れがないか確認==して下さい。例えば、Reviewer から指摘された箇所以外にも同様の修正が必要な箇所が論文内に散見されることが多いのですが、Revise 時には多くの先生が気を抜いているので、たいていの場合指摘箇所以外の修正漏れが頻発します。論文内で記載に矛盾が生じているような状態のため、初見の読者には非常にクオリティーの低い論文という印象を与えてしまいます。このようなミスがないよう繰り返し修正内容の確認をして下さい。本当に==ここで手を抜く人が異様に多い==のです。

Rebuttal ファイルを完成させる

Manuscript の Tracked Change ファイルが完成したら再度 Rebuttal ファイルに戻ります。各コメントに対して、Tracked Change ファイルの何ページの何行目をどのような修正をしたか、といった修正箇所と修正内容の情報について追記記載します。ここまでやって

Rebuttal ファイルの完成です。

再投稿の仕方
再投稿の手続きも本質的には論文の初回投稿と同じです。

> ①Tracked Change ファイルと Rebuttal ファイルを作成する
> ②Cover letter を用意する
> ③電子投稿をする

再投稿時のカバーレターはシンプルで OK です。次のようなコメントを添えて提出します。

> **コメント例** 多くの有用なコメントやアドバイスのおかげで論文が publication に値するものに改善したと思いますので、再度評価をお願いします。

また電子投稿の際には、タイトルや Abstract の修正漏れが目立ちます。投稿に際して今一度投稿内容に修正漏れがないか確認して下さい。修正した所だけ変更すればいいと考えがちですが、そうすると必ず抜けが出ます。自分の目で、全体を通して再確認して下さい。

再投稿が終われば、後はまた待つだけです。Current Status も「Revision Submitted」「Under Review」「Editorial Assessment」と進行し、Decision が下されます。

これで終わりではない
その後の過程も必ずしもスムーズに進むわけではなく、Revise 過程から Statistical Reviewer が参加する雑誌もあり、場合によってはまた Major Revision と Decision され大幅な修正を依頼されることもあります。Major Revision のたびに Reviewer が増え、そのたびに

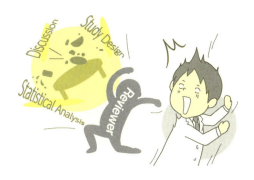

新しいReviewerが大幅な修正を要求するちゃぶ台返し型のコメントをしてくることもあります。1回目のReviseでDecisionのコメントに従って修正したにも関わらず、結局2回目のReviseで元のデザインに戻ることもあり得ます。

さすがに、EditorやReviewerに対して「コロコロ言うこと変えないで欲しいな」という気持ちになりゲンナリしますが踏ん張りましょう（笑）。やっている最中は永遠に続くトンネルのように感じますが、必ず出口は見えてきます。

十三の四
Reviseの際は指摘箇所だけでなく、論文全体を通して修正漏れがないか確認せよ

13.5 Acceptその後
こんな嬉しいこともありますよ！

さて、いよいよここまでできましたね。論文の再投稿が終わり、受理が正式に決定しますとAcceptの知らせが届きます。

第13講 最速最短の極意⑬ Reviseを行う

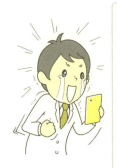

Dear Dr. XXX,

I am pleased to inform you that your manuscript "Manuscript Title" (ID-0001) has been accepted for publication in our Journal.

Before publication, our production team will also check the format of your manuscript to ensure that it conforms to the standards of the journal. They will be in touch shortly to request any necessary changes.

Best wishes,
Editor in Chief

　ここまできたらもう大手を振って喜んでいただいて構いません。が、この時点ではまだ多くの人が「放心状態で実感がわきません」などと言ってきます（笑）。

　この後は、2週間〜1か月程度を目安にEditorial Teamから論文掲載のための**Proof**と呼ばれる校正用の原稿が送られてきます。文章や内容に間違いがないか確認し、校正原稿に記載のある質問事項に回答します。基本的に著者校正は48時間以内に行えと連絡がきます。速やかに回答しましょう。

別刷り
　この際、別刷りの注文書が送られてくるので必要であれば注文しましょう。別刷りというのは先生の論文だけが冊子になったものです。もし、自分にとってとても記念になる論文になるようであればその雑誌の表紙を別枠で注文できることも多いので、せっかくですので注文しましょう。

　昔はこの別刷りを共著の先生に配ることが多かったようですが、最

近は PDF で論文を入手できるので別刷りの注文は本当に記念となる論文のみで行う人が多くなっているようです。

出版までは Online Publication から半年〜1 年くらい

最後に、校正ファイルを送るとさらに数週間後に Online Publication（Epub）されます。まず雑誌のウェブサイトに論文が掲載されて、その後実際の出版となります。Online Publication から実際の出版までは雑誌によって異なりますが、おおむね半年〜1 年位のことが多いです。最近は Open Access Journal といって紙での出版を行わずに Online Publication のみの雑誌も増えてきました。

いずれにしても Online Publication されてはじめて「自分はやったぞ」という実感が湧いていきます。

ポジティブなフィードバック

そして、嬉しいことはアクセプトされた後も意外と続きます。英語で書くことによって、皆さんの論文は世界中の読者に読まれるわけですが、研究内容が興味深いものであればあるほど、読者から研究に関する質問やお礼のメッセージが直接届きます（メッセージは論文に掲載されている Corresponding author のメールアドレスに届きます）。そういうポジティブなフィードバックがくると非常に嬉しいですよね。

その他にも、研究に関する講演依頼や執筆依頼がきたり、論文を評価する立場として査読依頼がきたりします。また、論文が掲載される際に Editorial として編集者が直接コメントを付けてくれることもあります。Editorial は雑誌の編集者が特に重要だと考えている研究にのみ付けられるコメントのことで、非常に光栄なことです。

このようなアカデミックな活動を通じて医学は発展してきたわけです。その一役を担えたら、本当に嬉しいですよね。

第13講　最速最短の極意⑬　Revise を行う

　論文アクセプトまでは大変長い道のりですが、本書に記載した極意を意識しながら研究や論文執筆を進めることで、本当に最速最短でこの達成感を味わうことが可能となると考えています。私がサポートした例だと、平均で 1 年弱、早い人は 3 か月程度で研究着手からアクセプトまでやりきります。本書を参考に皆さんも論文アクセプトを目指して頑張って下さい。

十三の六
論文がアクセプトされることで医学の発展に貢献できる

❗ 第13講のまとめ

- 論文投稿はまだ折り返し地点
- Major revision の返事は採択可能性が高い
- Revision は物凄く骨の折れる精神をすり減らす作業である
- Reviewer からのコメントには真摯な対応を心がける
- 最終的な判断は Editor が行うので Editor さえ納得させられれば十分である
- Revise は難易度別に対策を練ると考えがまとまりやすい
- Editor の最終判断が自分たちに有利になるような工夫を行いながら Revise を作成する
- Revise の際は指摘箇所だけでなく、論文全体を通して修正漏れがないか確認せよ
- 論文がアクセプトされることで医学の発展に貢献できる

第14講 最速最短の極意⑭ 免許皆伝・これからの未来

本講の内容
1. 日本臨床研究学会について
2. 査読をする立場になる
   間違った批判的吟味をしない
3. 企業の寄付金は悪か？
   現実論 vs 理想論の狭間で
4. 日本初の医師を被験者とした薬剤のRCT
   Hungovercome試験
5. 産学連携に関わる意味
   アイデアは現場に届けてなんぼ
6. 著者による臨床研究支援サイト一覧

第14講 最速最短の極意⑭ 免許皆伝・これからの未来

皆様、ここまでの講義大変お疲れ様でした。第13回までの講義を通して、臨床研究と論文作成に必要な知識を効率的に学習することができたかと思います。後は実践力を磨くことで免許皆伝となります。

14.1 日本臨床研究学会について

本項では、現場重視型の臨床研究の支援団体として設立した非営利型一般社団法人 **日本臨床研究学会**（JSCR: The Japan Society of Clinical Research）について、アナウンスの機会をいただければと思います。

私はこれまで、非常に優れたメンター陣の指導を受けながら自身の臨床医としてのアカデミックキャリアを積み上げることができました。非常に運に恵まれていたと感謝しています。そしてメンターへの感謝の気持ちと同時に、次は私がメンターから引き継いだノウハウを後輩へ伝えていくべきだと強く感じています。それが指導していただいたメンターに対する恩返しになると考えているからです。

そして活動の幅をより広げる目的で、2016年5月9日に日本臨床研究学会（JSCR）という法人を立ち上げました。日本臨床研究学会（JSCR）では、主に臨床医が現場で行う臨床研究を On the Job Training で支援することに特化した活動を行っております。日本では臨床研究に関する On the Job Training の機会が圧倒的に不足しているからです。

世界で活動する機会が増えてきてよく思うのは、日本の医師が非常に優秀でかなり考えながら臨床を行っているということです。個のスキルは非常に高いです。一方で、学閥や診療科、世代の壁が高く、一

致団結して大規模なレジストリーやRCTを行うことは得意ではありません。

世界的に臨床研究数が物凄いスピードで増え続けています。その中で、日本がこの分野で戦っていける領域は、RCTの種になるような仮説を生みだす、観察研究ベースの超現場型の臨床研究であると考えています。イチロー選手がヒットで勝負した戦略と同様、得意分野で存在感を発揮していく必要があるということです。

このような考えに基づき、日本臨床研究学会（JSCR）では超現場重視型の臨床研究のサポートをミッションとして活動を行っているのです。我々臨床医の仕事は、海外のRCTで検証してもらえるような新しいアイデアや視点を、観察研究から見つけることだと思っています。

もし共感いただけるようであれば、会員になっていただくなどの方法で日本臨床研究学会（JSCR）の活動にご協力いただければ幸いです。

Google　日本臨床研究学会　検索

（https://www.japanscr.org）

極意　十四の一

RCTの種になるような仮説を生み出す、観察研究ベースの超現場型の臨床研究こそ、日本の強みを生かせる戦略である

14.2 査読をする立場になる
間違った批判的吟味をしない

　本書は論文を初めて書くような初学者に向けての指南書ですので、査読者に対してはどちらかというと反対勢力的なイメージを持ってしまわれたかもしれません。

　しかし査読者の多くは先生に対して悪意を持ってコメントをしているわけではありません。結果として微妙なコメントが多くなることもありますが、多くの査読者は医学の発展に寄与したいという純粋な気持ちで先生の論文を評価し、よりよい論文となるようにフィードバックをしてくれているのです。

査読者になろう

　したがって、本書で学んだ知識を生かして経験を積まれた際には、是非先生にも査読者として医学の発展に貢献していただければと思います。最初はどうしても、まだ未熟な自分で務まるだろうかと考えてしまいますし、査読を引き受けるというのはなかなか勇気が必要です。しかし、査読者はあくまで、研究をよりよいものにするためにどのような点を改善すればよいと考えているのかを、Editor に伝えるだけの立場です。最終的な判断は Editor が下すので、思ったことを研究者に失礼のないように指摘すればよいかと思います。

　なお、研究を行った経験があれば、どのようなコメントをすると研究者が困るかということも、十分に理解できるようになっていると思います。明らかに対応が不可能な指摘を、さも鬼の首でも取ったかのように厳しく行うのは研究者に対するリスペクトが足りません。苦労して研究を形にしてきた著者に最大限の敬意を払いながら査読をしていただきたいと思います。

日本人の査読者の現状

　海外の査読英文誌に多くの研究結果を報告している医師の多くは、「日本の学会の発行する査読英文誌における日本人の査読者はこのあたりの配慮が足りない」と口を揃えて言います。研究業績がほとんどないにも関わらず査読を受ける人が多いため、土台不可能な修正コメントを平気で送ってきますし、逆に比較的容易に修正可能なレベルの指摘事項や研究と関係のない枝葉末節の部分を理由に Reject 相当だというコメントを送ってくることも非常に多くあります。多くの日本人 Reviewer は査読者としてではなく、まるで自分が Editor になったつもりでコメントをしてきているように感じてしまいます。このことによって、海外で活躍している優秀な日本人医師の多くが、日本の学会の発行する査読英文誌に投稿することに対して後ろ向きになってしまっている事実を非常に残念に思います。本書を通して多くの先生に臨床研究の経験を積んでいただき、このような現状もなんとか打開していきたいと考えています。

　日本人査読者にこのような傾向が見られる原因は、おそらく「**論文の批判的吟味**」という言葉が一人歩きをしているからだと考えています。批判＝否定と捉えて、否定をすることが査読者の仕事だと思っているような人が多い印象です。私の考えでは「論文の批判的吟味」とは、「**その研究をさらによくするにはどうしたらよかったか**」ということを**実現可能性に照らし合わせながら総合的に議論する**、という意味です。バイアス等を評価しつつ結論が言い過ぎかどうかを考える、筆者の主張を鵜呑みにしない姿勢を身に付ける、そのための言葉だと理解しています。

　現在のところ、査読はほぼボランティアに近い形で行われていますが、2012 年に開始された Publons.com というサービスをはじめ、最近は査読業績を記録するサービスも出てきました。論文業績と同じように査読も学術的な活動として認めて評価しようという流れがあります。

後進の育成に取り組もう

　それでも査読は敷居が高いと思われるかもしれません。そう思われても、学会で若手の研究発表に対して次につながるようなコメントをすることくらいはできると思います。研究を単に否定するだけのコメントではなく、次につながるような有用なコメントです。

　そのような形で皆さんにも後進の育成に可能な範囲で取り組んでいただき、一緒に日本の臨床研究を盛り上げていってもらえればとても嬉しいと考えております。

　臨床研究のリテラシーの高い人が増えてくれば、日本でも大規模臨床試験に積極的に参加してくれるような医師が増えてくるのではないかと期待しています。そうすることで、今まで弱かったRCTなどの分野でも日本人のエビデンスを構築していけるのではないかという思いを抱いております。5年後、10年後を見据えた草の根活動のためゴールは非常に遠いのですが（笑）。

十四の二
査読で求められる「論文の批判的吟味」とは、「その研究をさらによくするにはどうしたらよかったか」を実現可能性に照らし合わせながら総合的に議論することを意味する

14.3 企業の寄付金は悪か?
現実論 vs 理想論の狭間で

　本項では、少し話題を変えて企業からの寄付金の話をしたいと思います。ある程度の規模の臨床研究を行うには、どうしても研究資金が必要となってきます。第1講でも話題に出したように、Natureで日

本の科学力の後退が指摘される中で、その大きな原因として国からの研究予算の削減が指摘されています。

　国からの予算のほとんどは、東京大学や京都大学をはじめとした旧帝大学に流れており、臨床の最前線に立つ若手の研究者に資金が回ってくることは稀な状況となっているように思います。

　そのような中で、日本臨床研究学会では企業からの寄付金や受託研究から資金を獲得して臨床研究の支援活動を行っています。私自身は理事報酬を受け取っておりませんが、スタッフや外部委託業者には労働に対する対価をきちんと支払う必要があり、批判を受けることも多いのですが、この枠組みを続けていかねばならないとも考えています。

　スポーツが成り立つためにはプレイヤーだけでは不十分です。観客、監督、そして施設を維持するスタッフや、プレイヤーの体調を整える関係者など、多くの人が関わってはじめてスポーツという形が成り立ちます。医療も同じように思います。患者さんを中心として、医師、看護師等の医療スタッフ、そして治療に使う薬や機器を開発してくれる企業の方、監督としての国（厚生労働省）の役割等がすべて揃ってはじめて医療が成り立つわけです。

　そのような中で営利活動や企業との付き合いに対して過剰に目くじらを立てて鬼のようにバッシングしてくる一部の医療関係者の姿勢には疑問を感じます。自分がそのように考えて行動することは好きにやっていただいて結構なのですが、人の行動まで変えようと時に暴力的ですらあるコメントで批判を展開するノイジーマイノリティには疲弊させられることも多いです。しかし、日本臨床研究学会では今後も適切なマネジメントを行いながら国の予算に頼らない資金獲得を続けていくつもりです。

第14講 最速最短の極意⑭ 免許皆伝・これからの未来

COIとは？

そして企業との適切な関係を構築する上で外せない概念が「**利益相反（COI: Conflict Of Interest）**」のマネジメントです。皆さんが資金を必要とする研究を行う際には、絶対に知っておかなければならない概念になります。

利益相反とは相互の利益が相反する状態のことで、Aの利益がBの不利益になり、Bの利益がAの不利益になる状態を示します（下図）。

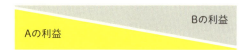

例えば、スーパーの店側と顧客側の関係などが具体例として挙げられます。店側はできるだけ高く売りたい、顧客側はできるだけ安く買いたいわけです。

したがって、利益相反は立場の異なるもの同士の関係の中で必ず発生するものです。「COIがあるから問題だ」と発言する人は、決まり文句の批判材料としてCOIという言葉を使っているだけで、利益相反の本質をおそらく理解できていません。COIの存在自体は善悪の評価対象にならないのです。

利益相反行為が問題

臨床研究で問題になっているのは、「**利益相反行為**」です。利益相反状態ではありません。研究者視点における利益相反行為とは「患者さんの利益」と「企業側の利益」に利益相反状態がある場合に、研究者が意図的に企業側の利益を優先して患者さんの不利益につながる結果を報告するなどの行為を意味し、過去繰り返し問題となってきました。資金提供元の企業の製品の副作用頻度を過少に報告したりする行為等が利益相反行為に該当します。

適切な COI マネジメントが求められている

　理想論を言えば、国からの研究資金のサポートが潤沢にあり皆にいきわたる仕組みがあれば COI を気にする必要はありません。しかし現実には、我々が研究を行うには企業からの資金提供に頼らざるを得ないという側面もあるのです。したがって利益相反状態が発生することは避けられないため、現実論としては寄付金等の外部資金を利用しながらも利益相反行為を防ぐようなマネジメントを適切に行っていく必要がある、ということになります。例えば、「資金提供以外の労務提供を受けない」ことや「研究の結果に資金提供した企業の意向を関与させない」という状態が維持できれば、企業から資金提供を受けても問題は起きません。これを「**COI マネジメント**」と言います。言葉を替えれば「企業からの資金提供を受けた場合であっても COI マネジメントが適切になされているならば、研究の独立性は担保できる」ということです。

　COI の議論をする際には、必ず利益相反状態と利益相反行為を明確に区別して議論しましょう。これが明らかでないと、必ず混乱が生じますのでご注意下さい。

　私も自分の考えを人に押し付ける気はありませんが、臨床医であれば臨床医らしく、理想論ではなく今あるリソースでなんとか困難を乗り越える現実的な方法を模索して欲しいと思います。私の場合は、適切な COI マネジメントを行いながら外部資金を利用して臨床研究の啓蒙活動を行うということを自分自身の答えとしています。

十四の三
- 臨床研究で問題になるのは利益相反行為である
- 企業からの資金提供を受けた場合であっても COI マネジメントが適切になされているならば、研究の独立性は担保できる

14.4 日本初の医師を被験者とした薬剤のRCT
Hungovercome試験

2017年9月、医療従事者と国民の臨床研究に関するリテラシーの向上を目的としてHungovercome（ハングオーバーカム）試験を開始しました。

Hungovercome試験って？

プロジェクト名は二日酔い（Hungover；ハングオーバー）と、克服する（Overcome；オーバーカム）を合わせた造語で、「**二日酔いの症状にロキソニンは効くか？**」というClinical questionを検証するRCTです。

日経メディカルOnlineで2015年に行ったアンケート調査（n＝2739）では、約17.1％の医師が二日酔いの症状緩和にロキソニンを「服用したことがある」という結果が出ています。より身近なテーマで臨床研究にふれてもらい、正しい理解と発展のきっかけになればとの思いでスタートしました。

医師が被験者

本試験には2つの新たな取り組みが含まれています。1つ目は医師が被験者であることです。この臨床試験に参加する医師は、**被験者と共同研究者としての両方の立場の経験を同時に積むことができます**。被験者として試験同意書を確認し、参加同意を行い、実際に届いた被験薬を服用します。一方で共同研究者としてElectrical Data Capturing（EDC）と呼ばれるデータ入力用のシステムにアクセスを行い実際のデータを入力します。同意取得からデータ入力完了までRCTの一連の流れを自ら経験することでモニタリングの重要性や臨床研究のマネジメントに関して理解を深めることが可能です。

海外では看護師や薬剤師、医師が被験者となるような試験が多く行われてきましたが日本では珍しい取り組みです。**医療の発展は研究に協力してくれる患者さんあってこそ**、ということを再認識し、協力してくれる患者さんに改めて尊敬や感謝をする機会になってほしいと思っています。また、参加医師の皆さんが将来研究を主導する立場になったとき、被験者になった経験があればこそ患者さんにも説得力を持って研究協力の依頼が行えると考えています。

クラウドファンディングで資金を獲得

2つ目の新たな取り組みは**クラウドファンディング**を活用して研究資金を集めていることです。前述の通り国の科研費は減少傾向にあり、一方でディオバン事件をはじめとした一部の研究者の不正をきっかけとして、製薬企業も寄付金に対して大幅な自己規制を敷くようになっています。本試験のような挑戦的な研究では科研費や寄付金の獲得は難しいと考え、近年広く普及してきたクラウドファンディングでの資金調達に挑戦することにし、多くの方々からの支援の結果試験開始1か月程度で目標金額を達成することができました。

結果がポジティブでもネガティブでも有意義

今回の試験の結果、もしロキソニンに症状改善効果が認められれば、二日酔いの治療薬に関する貴重なエビデンスとなります。反対に、もしも効果がなかったとしたら過剰にロキソニンの内服が行われている状態の是正につながります。結果がポジティブでもネガティブでも、どちらでも有意義なものになるのです。日本では「統計学的に有意な結果が出なければ研究を行う意味がない」というような誤った考えがまだまだ多いように思います。臨床研究へのリテラシーの低さが生むこのような勘違いが、ディオバン事件のようなデータの捏造や研究不正につながり、ひいては臨床研究全体の衰退につながっていると感じています。

第14講 最速最短の極意⑭ 免許皆伝・これからの未来

　本試験は、一見するとバカな医者が遊びで取り組んでいる試験のように見えるかもしれませんが、倫理的ルール、法的ルールにきちんと従い多くの社会的な意義を考えた上で取り組んでいます。その根底にあるのは、日本における臨床医学の発展を止めたくないという強い気持ちです。そして、一般社会全体として新しい挑戦的な試みが受け入れられるような社会にしていきたいという気持ちもこのプロジェクトには込められています。

　私の中で**本物の臨床医とは、困難な治療に挑戦し立ち向かっていくような人のこと**です。できて当たり前のことではなく、困難な治療、挑戦に立ち向かう気持ちを持ち続けたいと思います。

　Hungovercome 試験は日本臨床研究学会倫理審査委員会による承認を受け UMIN-CTR に登録されています（UMIN000028441）。もし興味がございましたら是非とも試験へのエントリーをお願いいたします。エントリーフォームは Hungovercome 試験専用のウェブページで公開しています。

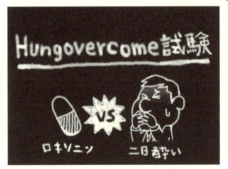

(https://www.japanscr.org)

14.5 産学連携に関わる意味　アイデアは現場に届けてなんぼ

十四の四
医療の発展は研究に協力してくれる患者さんがあってこそ。
臨床研究を行うときはそのことを忘れずに

14.5 産学連携に関わる意味
アイデアは現場に届けてなんぼ

　本書は臨床研究と論文発表の指南書ですが、研究結果を現場に届ける方法は必ずしも論文発表だけとは限りません。読者の皆さんには「産学連携という方法もある」ということも知っておいていただきたいと思います。

産学連携とは？

　産学連携とは、大学や病院等のアカデミア機関で得られた新しい知見を用いて、民間企業と協力して新規事業に取り組む活動のことです。

　厚生労働省の薬事工業生産動態統計のデータによると、わが国における 2012 年の医療機器関連の貿易赤字が年間約 7000 億円程度あると報告されています。以後、国としてこの貿易赤字解消のため医療機器関連の産学連携活動を推進する試みが続けられています。内閣府所管の国立研究開発法人日本医療研究開発機構（AMED）も大型の科研費を毎年医療系の産学連携活動に投じていることから、臨床医のキャリア形成の中で医療系産学連携活動はこれからますます活発になってくるでしょう。

　何より、自分のアイデアが事業やプロダクトとして現場の患者さんに届くということは、臨床医として非常にエキサイティングなことではありませんか？　目の前の患者さんに対してもっとよい治療を届け

第14講 最速最短の極意⑭ 免許皆伝・これからの未来

ようという気持ちが研究のモチベーションになっていることが多いと思いますが、臨床研究と産学連携活動は非常に親和性が高いのではないかと考えています。

またアカデミアに所属していると、年功序列制度等のために能力のある医師ですら安定した立場と十分な報酬を得ることが難しくなってきています。産学連携活動に携わることで、例えば顧問料や特許のライセンス、法人の保有株式やストックオプションなどから得られるキャピタルゲインなど、十分な経済的報酬を得られる可能性があります。経済的に安定すれば、アルバイトなどで生活費を稼がなくとも、好きな研究に好きなだけ打ち込むことができるようになるのではないかと期待しています。

私自身も日本臨床研究学会で支援している案件から得られる新しい知見を、創薬やハードウェア、ソフトウェア開発など多くの方面で産学連携活動に落とし込み、発案者の先生と特許のライセンス契約を結んだり、株式を保有したりしてもらうことで、日本における臨床医発の産学連携の成功モデルを作ろうと色々と取り組んでいます。

学会設立から本書執筆時点で、特願2016-133955（ソフトウェア関係）、特願2017-086674（ハードウェア関係）、特願2017-084458（創薬関係）の3つの特許を取得し、臨床医と共同で立ち上げた5つの株式会社でプロダクトの開発を進めています。また、大企業からベンチャー企業まで多くのプロダクト開発のコンサルティングを行いながら経験を積んでいっています。

臨床医のゴールはどこにある？

臨床医は研究で得られた知見を発表するだけでなく、現場に普及させるところまでやって初めてゴールになるのではないかと考えています。日本臨床研究学会で行っている産学連携活動に興味がありましたらウェブサイトの産学連携のページを参照して下さい。

極意 十四の五
研究で得られた知見を発表するだけでなく、産学連携活動を通して現場に普及させるところまで可能性を広げよ

14.6 著者による臨床研究支援サイト一覧

本項では参考までに私の管理、運営している臨床研究に関するサイトやサービスの主な一覧を記載しておきます。

非営利型一般社団法人 日本臨床研究学会
https://www.japanscr.org
- 一般会員用にオンラインサロンを運営しています。
- 月額 500 円でいつでも入会・退会いただけます。
- 論文アクセプトを達成した医師との対談がメインコンテンツです。

Facebook グループ
「日本の臨床研究」
- 非公開グループのため参加申請が必要です。
- 臨床研究に関する話題をシェアしています。

メールマガジン
「臨床研究の立ち上げから英語論文発表までを最速最短で行うための極意」
- 本書の元となったメールマガジンです。
- 2013 年 7 月に発行を開始し内容はかなり古くなってしまいましたが、常に新規登録していただいており今のところ運営を継続しています。

ウェブサイト
「臨床医のための R コマンダーによる医学統計解析マニュアル」
- 以下を販売しています。
  - 時間のない市中病院の勤務医が「R」と「R コマンダー」を用いて学会発表や論文作成に必要なデータ解析を行えるように作成した PDF の手引書
  - 傾向スコアマッチングを行うための R のプログラム
  - 日本臨床研究学会の対談コンテンツ　　など
- その他にも解析に関する簡単なコツを記事としてシェアしています。

❗第14講のまとめ

★ RCT の種になるような仮説を生み出す、観察研究ベースの
　超現場型の臨床研究こそ、日本の強みを生かせる戦略である

★ 査読で求められる「論文の批判的吟味」とは、
　「その研究をさらによくするにはどうしたらよかったか」を
　実現可能性に照らし合わせながら総合的に議論することを意味する

★ 臨床研究で問題になるのは利益相反行為である

★ 企業からの資金提供を受けた場合であっても COI マネジメントが
　適切になされているならば、研究の独立性は担保できる

★ 医療の発展は研究に協力してくれる患者さんがあってこそ。臨床研究を行うときはそのことを忘れずに

★ 研究で得られた知見を発表するだけでなく、
　産学連携活動を通して現場に普及させるところまで可能性を広げよ

Column ▶ 時代の流れをつかむ

音楽業界が面白い

　世の中のトレンドを意識するために色々な業界の情報を意識的に取りにいくようにしている中で、音楽業界の動向が面白くいつも注目しています。最近様々な分野で起こっている時代の変化のほとんどが、まず音楽業界で生じているのではないかと考えています。

　例えば情報のデータ化は、音楽業界でCDがストリーミング配信に切り替わるタイミングで一気に普及したように思います。初音ミクの「千本桜」は、センスのある素人がプロフェッショナルを超える「素人革命」の代表的なイベントのように思います。素人革命の流れは、Instagramerがファッションや写真の世界で何十万フォロワーのファンを味方に事業を展開したり、YouTuberと呼ばれる個人による動画配信で莫大な富を稼ぐ人々の登場で、今では当たり前の現象として捉えられています。

　少し前から音楽業界ではフェスが非常に盛り上がっており、特にDJに物凄い注目が集まっています。DJは音楽のキュレーターです。一つのイベントで数千万円、年収10億円越えがゴロゴロいるようです（データはフォーブスの調査に基づく）。多分これからは様々な分野で、キュレーターのような内容の仕事がどんどん流行ってくるのではないかと考えています。医療の世界でどのようなキュレーションができたら面白いのか、日々考えています。

　人は変化を恐れる生き物です。日常生活に比較的近い音楽業界での変化を通して、時代は徐々に変化を受け入れていくのかもしれません。

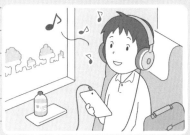

あとがき
Take Home Message

ショーペンハウエルの言葉を胸に

　このたびは本書を最後までお読みいただき誠にありがとうございました。厚く御礼申し上げます。本書に記載された情報を元に、皆さんが臨床医としてのキャリアを積み上げるとともに、世界の医学が益々発展してくれることを願っています。

　私は患者さんのために一生懸命に臨床に打ち込んでいる医師を本当に心の底から尊敬しています。しかし今の日本の医療業界を見渡すと、アカデミックヒエラルキーや年功序列制度の影響で、真に評価されるべき先生が正当に評価されているとは言い難い現実があるように感じています。

　そこで「頑張った人が報われる世の中を作る」ことを自分のミッションとし、アカデミック領域でのアプローチとして臨床研究や論文作成の支援を、経済領域でのアプローチとして産学連携を通した支援を行うことで、頑張った人が学術的にも経済的にも正当な評価を受けられるような世の中を目指しています。

　ここでドイツの哲学者であるショーペンハウエルの言葉を紹介したいと思います。ショーペンハウエルは物事が成功するまでには3段階あると指摘しています。

　第1段階は「**嘲笑される**」フェーズです。馬鹿にされて笑われます。
　第2段階は「**反対される**」フェーズです。新しい挑戦が成功する兆しを見せるとき、人々は理由なく反対し邪魔をするのです。

そして第3段階に至ったときに、これまで嘲笑し、反対していたような人々が「**同調する**」するようになってはじめて物事は成功するというのです。

大リーグで活躍するイチロー選手は、小学生の頃夜中にバットを振っていると、周りの人から「あいつはプロ野球選手にでもなるのか?」と笑われていたことがあったそうです。大リーグに挑戦するときには「野手が大リーグに行って何ができるのだ」とマスメディアから意味もなく大バッシングを受けていました。これらの過程を経て、今では誰もが認める成功を手に入れています。

私も「頑張った人が報われる世の中を作る」ことを自分のミッションとしている中で、最初は「お前などに臨床研究の支援ができるはずがない」と笑われていました。論文業績や産学連携業績が積み上がる過程で今は様々な抵抗勢力と戦っています。しかしいつかはショーペンハウエルのいう第3段階へ歩を進めたいと思っています。

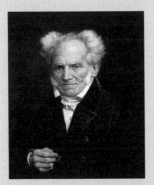
ショーペンハウエル

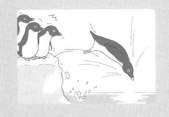
ファーストペンギン

群れで行動するペンギンは、魚を獲る目的で海に飛び込む際に、安全を確認するために誰かが飛び込むことをじっと待ちます。そして勇気あるペンギンが最初に飛び込んではじめて、群れ全体が海に飛び込

み魚を捕らえ食事が開始できるというわけです。このように最初に飛び込む勇気あるペンギンを『**ファーストペンギン**』と呼びます。

　まだ周囲には私のような試みをしている人は少ないように思いますが、もしよろしければ先生もぜひファーストペンギンとして臨床研究や産学連携の世界に飛び込んでいただければと思います。

　最後に、医師なら知らない人はいない日野原先生の著書『生きていくあなたへ』から言葉を引用して本書の終わりとさせていただきたいと思います。

"Keep on Going ！！（前進し続けましょう）"

　皆様の益々のご発展を祈念申し上げます。

敬具

日本臨床研究学会 代表理事
原　正彦

●追記（2018年4月）：
極意を実践した先生方との対談をまとめた『**実践対談編**』を2018年4月に発刊致しました。本書の知識を経験に落とし込むための、実際に指導を受けたような気持ちになることができる今までにない臨床研究の**体験本**です。ぜひお買い求めください。

謝辞：本書を執筆する機会を与えていただいた金芳堂の黒澤健編集長、日本一と言っても過言ではない知識と経験で、日本臨床研究学会の活動をいつも一番近くで支えて下さっている玉城方丈理事をはじめ、これまで臨床や臨床研究について私を指導して下さった先生、私の未熟な指導に付き合って下さった先生方、そして最後に私の活動をいつでも全力で応援してくれる最愛の妻、家族に感謝の意を表明します。

索引

あ
アール ………………………… 62
アウトカム ………………… 36, 44
　より重篤な状態に設定
　…………………………………… 44
　→ PICO、PECO
アカデミックシンジケート
　………………………………… 154

い
イージーアール ………………… 62
言い過ぎ ……………………… 137
医学統計 ………………………… 56
インパクトファクター ……… 143

う
後ろ向き観察研究 ……………… 41

え
英語で聴く、NEJM ……… 120
英語力 ………………………… 112
エビデンス ………………… 7, 32
　脆さや危うさ ……………… 130
　──のパズル ……………… 127
　──のピラミッド …………… 46
エンドポイント ………………… 44

お
大はしあたけの夕立 …………… 79

か
介入 …………………………… 36
　→ PICO、PECO
学会発表
　デメリット ………………… 106
　メリット …………………… 102

加点マインド …………… 12, 33
ガラパゴス ……………………… 31
観察研究 …………… 41, 64, 179
　2群比較の── ……… 41, 133
　──の意義 …………………… 46
患者 …………………………… 36
　→ PICO、PECO
間接部門 ………………………… 97
　行動原理 …………………… 98

き
教育者マインド ………………… 22
共著者 …………………………… 94
共著のサイン ………………… 148
共著問題 ………………………… 94
興味深い ………………… 37, 38
　→ FINER
ギンプ ………………………… 147

く
クラウドファンディング
　………………………………… 185
クラッシャー上司 ……………… 91
クリニカルクエッション
　………………………………… 28

け
傾向スコア ……………………… 64
傾向スコアマッチング ……… 64
結果のConfirmation作業
　………………………………… 85
研究課題 ………………………… 28
研究プロトコール ……………… 50
研究倫理審査委員会報告システム
　………………………………… 50
謙虚さ …………………………… 14

検索能力 ……………………… 17
減点マインド ………………… 12

こ
コ・オーサー …………………… 94
語順 …………………………… 114
　→ 英語力
固定時間派 …………………… 139
コネ …………………………… 154

さ
サーカスの象 ………………… 11
再投稿 ………………………… 170
雑誌の好み …………………… 144
査読者 ……………… 151, 178
産学連携 ……………………… 187

し
思考停止状態 ………………… 10
実行可能 ……………………… 37
　→ FINER
社会的な必要性が高い …… 37
　→ FINER
守破離（しゅはり） ……………… 3
症例数 ………………………… 43
ショーペンハウエル ……… 192
思慮深さ ……………………… 14
新規性 ………………… 37, 38
　→ FINER

す
隙間時間派 …………………… 139
ストーリー性 ………………… 125
スライドをシンプルに作成
　………………………………… 104

せ
セカンダリーエンドポイント ······ 44
責任著者 ················· 95
　→共著者

そ
ソフトエンドポイント ······ 44

た
第二著者 ················· 95
　→共著者
代理エンドポイント ········ 45

ち
著者の基準 ··············· 94

て
抵抗勢力 ················· 88
データ収集 ··············· 70
　気を付けるべきポイント
　　······················ 71
データの解釈 ············· 78
データマネジメント ······· 75
電子同意 ················ 148
電子投稿 ················ 146

と
統一規定 ················ 124
統計解析を行うソフトウェア
　······················· 62
統計学的に有意 ··········· 81
投稿規定 ················ 146
投稿手続き ·············· 145

な
ナレッジギャップ ········ 129

に
日本の臨床研究 ·········· 189
日本臨床研究学会 ········ 176

ね
捏造（ねつぞう）········· 83

は
ハードエンドポイント ····· 44
曝露 ···················· 36
　→ PICO、PECO
発音 ··················· 115
　→英語力
パリの通り、雨 ··········· 79
ハングオーバーカム試験
　······················ 184

ひ
比較対象 ················· 36
　→ PICO、PECO
ピコ ···················· 36
筆頭著者 ················· 95
　→共著者
標準業務手順書 ··········· 49
剽窃（ひょうせつ）······· 83

ふ
ファーストペンギン ······ 194
ファイナー ··············· 37
プライマリーエンドポイント
　······················· 44
ブルーオーシャン ········· 52

へ
ペコ ···················· 36
別刷り ················· 172
ヘルシンキ宣言 ··········· 49
返答の難易度別パターン
　······················ 165

ま
前向き研究 ·············· 41

む
無作為化割り付け試験 ····· 46

め
メンター ················· 20
　選ぶ際の基準 ··········· 21
　上手く付き合う ········· 24

も
目標設定とアプローチのミス
　マッチ ················ 115
　→英語力

ゆ
有意差 ··················· 81

り
利益相反 ················ 182
利益相反行為 ············ 182
利益相反状態 ············ 182
リサーチクエッション ····· 28
リジェクト ·············· 151
リスクベースドモニタリング
　······················· 74
リバイス ················ 151
リビジョン ·············· 151
臨床医のゴール ·········· 188
臨床医のための R コマンダ
　ーによる医学統計解析マ
　ニュアル ·············· 190
臨床研究の立ち上げから英語
　論文発表までを最速最短
　で行うための極意 ······ 189
臨床的な意義 ········ 37, 39
　→ FINER
臨床論文数の年次推移 ······ 6
倫理審査 ················· 48
　——委員会 ············· 48
倫理的 ·············· 37, 38
　→ FINER

れ
レッドオーシャン ········· 52

索引

A
Abbreviation List ········ 138
Abstract ················· 138
Accept ··················· 171
Acknowledgement ······· 137
Author instruction
 ················· 125, 146
Authorship Agreement
 ························ 148

B
BLUE OCEAN ············ 52
Bullet Point ············ 138

C
Clinical Implication
 ············ 37, 39, 80, 136
 →FINER
Clinical question ········ 28
co-author ················ 94
COI ····················· 182
 マネジメント ········· 183
Comparison ·············· 36
 →PICO、PECO
Conclusion ·············· 137
Confirmation ············ 85
Conflict Of Interest ···· 182
Contribution ············ 138
controversial ············ 129
Copyright Transfer Agreement ·················· 148
Corresponding author
 ·················· 95, 149
 →共著者
Cover letter ············ 146
Current Status ·········· 149

D
Data Management ······· 75
Decision メッセージ ···· 160
dictation ················ 119

Discussion ·············· 134
DM ······················ 75

E
Editor ··················· 150
 返事 ·················· 152
Editor's kick ············ 150
Editorial Board ········· 154
endpoint ················· 44
Epub ···················· 173
Ethical ··············· 37, 38
 →FINER
Exposure ················· 36
 →PICO、PECO
EZR ····················· 62

F
Facebook ················· 18
Feasible ·············· 37, 38
 →FINER
Figure ·················· 133
 300dpi 以上の解像度 147
FINER ··················· 37
Funding Disclosure ····· 137

G
Ghost authorship ········ 96
Gift authorship ·········· 96
GIMP ···················· 147

H
hard endpoint ··········· 44
Hungovercome 試験 ···· 184

I
ICMJE ··················· 94
ICR 臨床研究入門 ········ 49
IF ······················· 143
Impact Factor ··········· 143
Interesting ·········· 37, 38
 →FINER

International Committee of Medical Journal Editors
 ························· 94
Intervention ············· 36
 →PICO、PECO
Introduction ············ 127

J
Journal Citation Reports
 ························ 145
JSCR ···················· 176

K
Knowledge gap ·········· 129

L
Last author ············· 95
 →共著者

M
Major comments ········ 164
Major revision ····· 151, 160
Methods ················ 131
minor comments ········ 164
minor revision ····· 151, 160

N
New ·················· 37, 38
 →FINER

O
On the Job Training ····· 20
Online Publication ······ 173
Open Access Journal ·· 173
Outcome ············· 36, 44
 →PICO、PECO
Over statement ········· 137

P
Patients ················· 36
 →PICO、PECO

197

Patient Selection Flow 131
PECO 36
PICO 36
Point by Point 162
primary endpoint 44
Proof 172
Propensity Score 64
PS 64
Publish or Perish 108
p 値 81

Q
Quality Check 149

R
R 62
Randomized Control Trial 46
Rapid rejection 150
RCT 46
Rebuttal ファイル 169
RED OCEAN 52
Reference 138
Reject 151, 153
Relevant 37, 39
　→ FINER

ResearchGate 14
Research question 28
Results 132
Reviewer 150
Revise 151, 160
Revision 151
返ってきた際の返答テクニック 162
Ronbun.jp 126
R コマンダー 62

S
secondary endpoint 44
shadowing 119
SNS 18
soft endpoint 44
SOP 49
Standard Operating Procedures 49
Statistical Analysis 132
Statistical Reviewer 151
Strength of Japan 52
Structured Abstract 138
Study Limitation 137
Study Patient 131
Submitted to the Journal 149

surrogate endpoint 45

T
Table 133
The Japan Society of Clinical Research 176
Tracked Change ファイル 169

U
Uniform Requirements 124, 146
UpToDate 14

V
With Editor 150
World Nich 52
World Trend 52

他
1st author 95
　→共著者
2nd author 95
　→共著者
2 群比較の観察研究 41, 42

著者プロフィール

原 正彦（はら まさひこ）

Hara Masahiko, MD, PhD
循環器内科専門医、認定内科医、日本医師会認定産業医

◉経歴
2005 年 **島根大学**医学部医学科卒業、神戸赤十字病院
2007 年 大阪労災病院
2010 年 大阪大学医学部附属病院
2011 年 大阪大学大学院医学系研究科
2015 年 大阪大学医学部附属病院 未来医療開発部
2016 年 日本臨床研究学会 代表理事

◉受賞歴

American Heart Association Annual Scientific Sessions 2015 Cardiovascular Disease in the Young Early Career Investigator Award Finalist（honorable mention）（2015 年 11 月 8 日）

International Heart Journal Ueda Award 最優秀論文賞（2015 年 9 月 1 日）

American Heart Association Quality of Care and Outcomes Research Scientific Sessions 2015 Young Investigator Award Finalist（honorable mention）（2015 年 4 月 29 日）

American College of Cardiology Annual Scientific Sessions 2014 Cardiovascular Health Outcomes and Population Genetics Young Investigators Award Finalist（honorable mention）（2014 年 3 月 31 日）

American Heart Association Annual Scientific Sessions 2013 Elizabeth Barrett-Connor Research Award for Young Investigators in Training Finalist（honorable mention）（2013 年 11 月 17 日）　　　　　　　　　　など計 10 演題

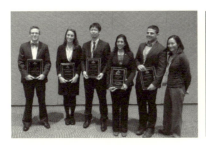 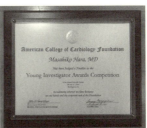

◉英字論文（2017 年 11 月現在）
計 54 編（筆頭著者 20 編、2nd or Corresponding 17 編）

臨床研究立ち上げから英語論文発表まで
最速最短で行うための極意
すべての臨床医に捧ぐ超現場重視型の臨床研究指南書

2017 年 12 月 1 日　第 1 版第 1 刷 ©
2019 年 10 月 25 日　第 1 版第 6 刷

著 ……………… 原　正彦　HARA, Masahiko
発行者 ………… 宇山閑文
発行所 ………… 株式会社金芳堂
　　　　　　　　〒 606-8425 京都市左京区鹿ケ谷西寺ノ前町 34 番地
　　　　　　　　振替　01030-1-15605
　　　　　　　　電話　075-751-1111（代）
　　　　　　　　http://www.kinpodo-pub.co.jp/
印刷・製本 …… 亜細亜印刷株式会社

落丁・乱丁本は直接小社へお送りください．お取替え致します．

Printed in Japan
ISBN978-4-7653-1734-4

JCOPY　＜（社）出版者著作権管理機構　委託出版物＞

本書の無断複写は著作権法上での例外を除き禁じられています．複写される場合は，そのつど事前に，（社）出版者著作権管理機構（電話 03-5244-5088，FAX 03-5244-5089，e-mail: info@jcopy.or.jp）の許諾を得てください．

●本書のコピー，スキャン，デジタル化等の無断複製は著作権法上での例外を除き禁じられています．本書を代行業者等の第三者に依頼してスキャンやデジタル化することは，たとえ個人や家庭内の利用でも著作権法違反です．